Knaur

Bernd Neumann

Schlaf

- Schlafstörungen wirksam behandeln
- Selbsthilfe für einen erholsamen Schlaf

www.knaur-ratgeber.de

Impressum

Bibliografische Information Die Deutsche Bibliothek
Die Deutsche Bibliothek verzeichnet diese Publikation in der Deutschen Nationalbibliografie; detaillierte bibliografische Daten sind im Internet über http://dnb.ddb.de abrufbar.

Wichtiger Hinweis:
Die im Buch veröffentlichten Ratschläge wurden von Verfasser und Verlag sorgfältig erarbeitet und geprüft. Eine Garantie kann dennoch nicht übernommen werden. Ebenso ist die Haftung des Verfassers bzw. des Verlages und seiner Beauftragten für Personen-, Sach- und Vermögensschäden ausgeschlossen.

Projektleitung: Kathrin Gritschneder
Textredaktion: Dr. Rainer Schöttle
Korrektorat: Margit Bachfischer
Bildredaktion: Sylvie Busche (Ltg.), Margit Schulzke
Umschlagfoto: FinePic; Fotos: Mauritius images/Stock Image S. 52; Superbild Incolor/Phanie S. 16, S. 24/Option Photo S. 40; Zefa/Pinto S. 4.
Umschlagkonzeption: ZERO, München
Herstellung: Veronika Preisler, München
Reproduktion und Satz: kaltnermedia, Bobingen
Druck und Bindung: Uhl, Radolfzell
Printed in Germany

ISBN 3-426-64128-3

5 4 3 2 1

Inhalt

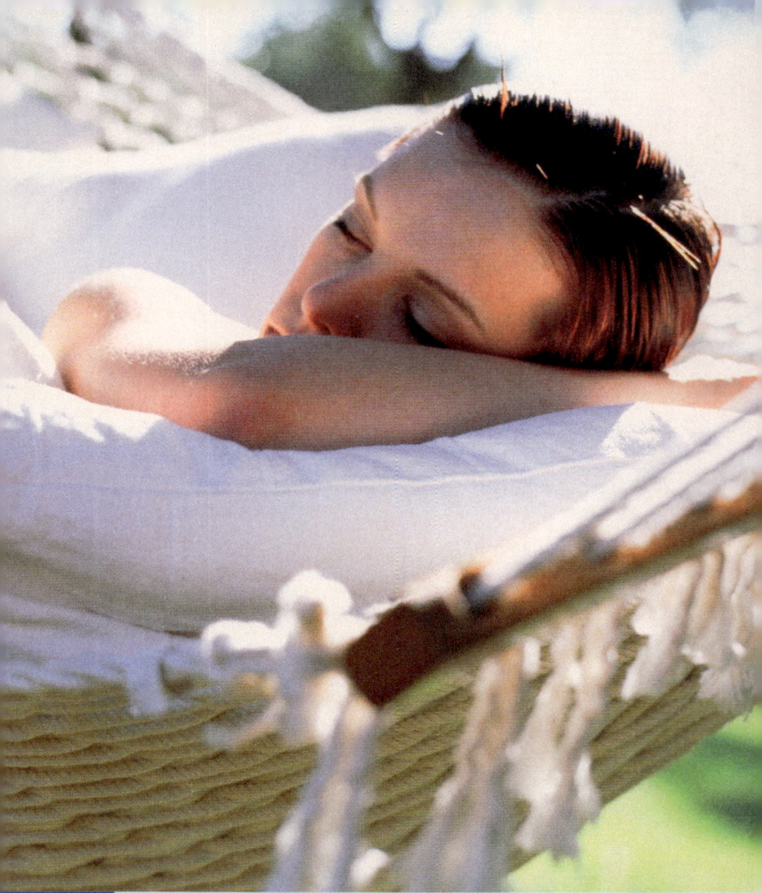

Der erholsame Schlaf

Etwa ein Drittel unseres Lebens verbringen wir im Schlaf – manche etwas mehr, andere weniger. Doch nicht immer und nicht für jeden ist der Nachtschlaf so erholsam, wie er sein sollte. Nach Expertenmeinung leiden zehn bis 15 Prozent der Deutschen unter **behandlungsbedürftigen Schlafstörungen** – immerhin acht bis zwölf Millionen Menschen. Bevor wir uns der Frage zuwenden, wie sich hier Abhilfe schaffen lässt, wollen wir etwas mehr über den »normalen«, den erholsamen Schlaf erfahren.

➤ Wie lange schlafen wir normalerweise?

Für fast jeden Zweiten dauert der Nachtschlaf zwischen acht und neun Stunden. Etwa jeder Dritte kommt nur auf sieben bis acht Stunden. Weniger als sieben oder mehr als neun Stunden schlafen die wenigsten von uns.

➤ Wie sieht der normale nächtliche Schlaf aus?

Die Schlafforscher haben in den vergangenen 50 Jahren eine Menge an Fakten über den Schlaf gewonnen. Danach lässt sich der normale Schlaf grob in **zwei verschiedene Schlafstadien** einteilen, den so genannten **REM-Schlaf** und den **Non-REM-Schlaf**. Während des REM-Schlafs zeigen sich beim Schlafenden drei Besonderheiten: Die Augen führen heftige Bewegungen aus – daher auch die Bezeichnung REM (für »rapid eye movements«, zu deutsch »schnelle Augenbewe-

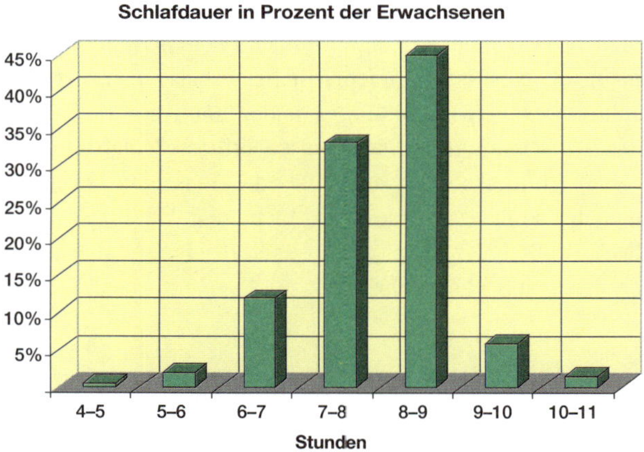

gungen«) –, die Muskulatur, bis auf die der Augen, ist fast vollständig gelähmt und die Hirnströme im EEG entsprechen in etwa denen, die beim Einschlafen auftreten.

Wer aus dem REM-Schlaf geweckt wird, kann sich oft an lebhafte Träume erinnern. Wenngleich wir auch in anderen Schlafstadien träumen können: Der REM-Schlaf ist jenes Schlafstadium, in dem wir regelmäßig träumen. Auch dann, wenn wir uns nachher nicht mehr daran erinnern können.

In den Non-REM-Phasen treten dagegen keine heftigen Augenbewegungen auf, die Muskulatur ist je nach Schlaftiefe mehr oder weniger eingeschränkt ansprechbar – jedoch längst nicht so unbrauchbar wie im REM-Schlaf – und die Hirnwellen im EEG werden nach und nach immer länger.

Die vier Stadien des Non-REM-Schlafs

- **Non-REM 1:** In der Phase, während der wir einschlafen, fallen wir in eine Art Dämmerschlaf. Die Muskelspannung sinkt leicht ab, die Augen beginnen langsam zu rollen, im EEG zeigen sich vermehrt auch langsame Gehirnwellen, und vor unserem inneren Auge tauchen oft verwaschene und meist statische Bilder auf.
- **Non-REM 2:** Vom Beginn dieses Stadiums an schlafen wir tatsächlich. Die Muskelspannung sinkt weiter ab, die Augen bewegen sich nicht mehr, im EEG zeigen sich typische Muster, so genannte Schlafspindeln. Non-REM 2 ist ein recht oberflächlicher Schlaf, aus dem wir leicht geweckt werden können.
- **Non-REM 3** und **Non-REM 4:** Diese beiden Schlafstadien bilden den Tiefschlaf, der geprägt ist von sehr langsam schwingenden Hirnwellen (Deltawellen). Die Muskelspannung ist noch geringer geworden, die Augen bewegen sich nicht. Je tiefer der Tiefschlaf, desto mehr Deltawellen zeigen sich im EEG: In Non-REM 3 machen sie zwischen 20 und 50 Prozent aller Hinwellen aus, in Non-REM 4 mehr als 50 Prozent.

➤ Wie verteilen sich die Schlafphasen über die Nacht?

Während der Nacht wechseln sich Non-REM- und REM-Phasen ab, wobei eine Abfolge Non-REM – REM zwischen 80 und 110 Minuten dauert. Im Allgemeinen nur in der ersten

Nachthälfte – in zwei solcher Abfolgen – sacken wir bis in die Stadien 3 und 4 ab. In der zweiten Nachthälfte hingegen wechseln sich immer länger werdende REM-Phasen mit Non-REM-2-Phasen ab. Der Schlaf wird also weniger tief.
Folgende Abfolge der Schlafstadien – Experten sprechen von **Schlafarchitektur** – entspricht der eines gesunden jungen Mannes, der sieben Stunden Schlaf braucht. Vom Grundaufbau sieht die Schlafarchitektur bei den Menschen einer Altersgruppe in etwa immer gleich aus. Dennoch gibt es durchaus große individuelle Unterschiede. Die Grafik gibt also nur ein Beispiel unter vielen wieder. Mit anderen

Schlafarchitektur eines gesunden jungen Mannes

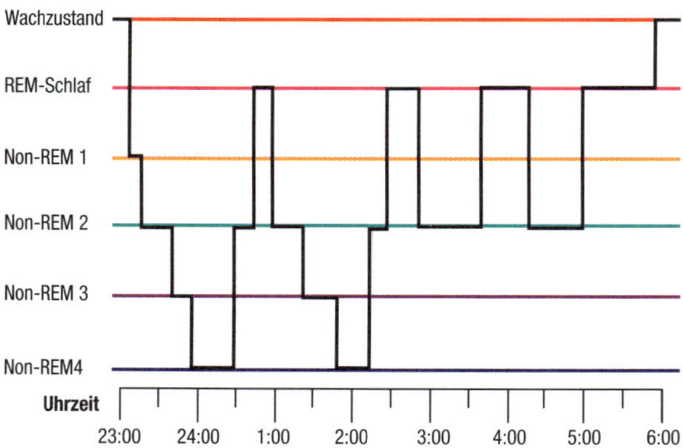

Worten: Ihre ganz persönliche Schlafarchitektur kann durchaus anders aussehen.

➤ Warum müssen wir eigentlich schlafen?

Man sollte meinen, dass die Schlafforscher auf eine so grundsätzliche und einfache Frage längst eine klare Antwort parat haben müssten. Weit gefehlt. Die eindeutigste, wenngleich am wenigsten befriedigende Antwort lautet: Wir schlafen, weil es **das beste Mittel gegen Müdigkeit** ist.

Das grundsätzliche Problem, das die Schlafforscher mit dieser Frage haben, ist folgendes: Wenn wir mehrere Tage nicht schlafen – der Rekord liegt bei zwölf Tagen –, so werden wir reizbar, psychisch labil, haben eventuell Halluzinationen und sind körperlich weniger fit. Schlafen wir dann aber schließlich doch ein, schlafen wir zwar länger, aber keineswegs so viel, wie wir versäumt haben. Und vor allem: Anschließend sind alle negativen Begleiterscheinungen des Schlafentzugs verflogen, und zwar ohne jegliche Nachwirkungen.

➤ Welche Wirkungen hat der Schlaf auf unseren Körper?

Nach der so genannten Regenerationstheorie braucht unser Körper den Schlaf, um dem **Immunsystem** Gelegenheit zum Großreinemachen zu geben und um effektiver als am Tag neue Zellen bilden zu können. Dafür spricht, dass unser

Immunsystem nachts tatsächlich besonders aktiv ist und dass nachts besonders viel Wachstumshormon ausgeschüttet wird. Dafür spricht auch, dass langfristiger Schlafentzug bei Versuchstieren zu einem völligen Zusammenbruch des Immunsystems mit Todesfolge führt. Wenngleich Schlafentzugsexperimente am Menschen nicht bis zu solch drastischen Folgen durchgeführt werden, zeigt die Statistik doch, dass Menschen mit chronischem Schlafmangel – also einem Schlafdefizit, das ständig besteht – offenbar häufiger unter Krankheiten des Verdauungs- und des Herz-Kreislauf-Systems zu leiden haben.

Zahlreiche Untersuchungen haben zudem die Wichtigkeit des Schlafs für unser **Gedächtnis** gezeigt. So prägen sich Gedächtnisinhalte merklich besser ein, wenn wir nach dem Lernen erst einmal eine Nacht »darüber schlafen«. Diese Funktion des Schlafs ist auch in Tierversuchen bereits mehrfach eindrucksvoll bewiesen worden.

Eine andere Theorie besagt, dass wir vor allem deshalb schlafen, weil unsere **innere Uhr** – sie steuert die biologischen Rhythmen wie beispielsweise Hormonausschüttungen – es uns ganz einfach befiehlt. Dahinter steht die Annahme, dass sich solche biologischen Tag-Nacht-abhängigen Rhythmen im Laufe der Evolution bei allen Tierarten als zweckmäßig erwiesen haben und deshalb in den Genen festgeschrieben sind.

Aller Wahrscheinlichkeit nach treffen alle diese Erklärungen gleichermaßen zu. Und darüber hinaus ist ein ausreichender Nachtschlaf natürlich schon deshalb wichtig, weil Müdigkeit

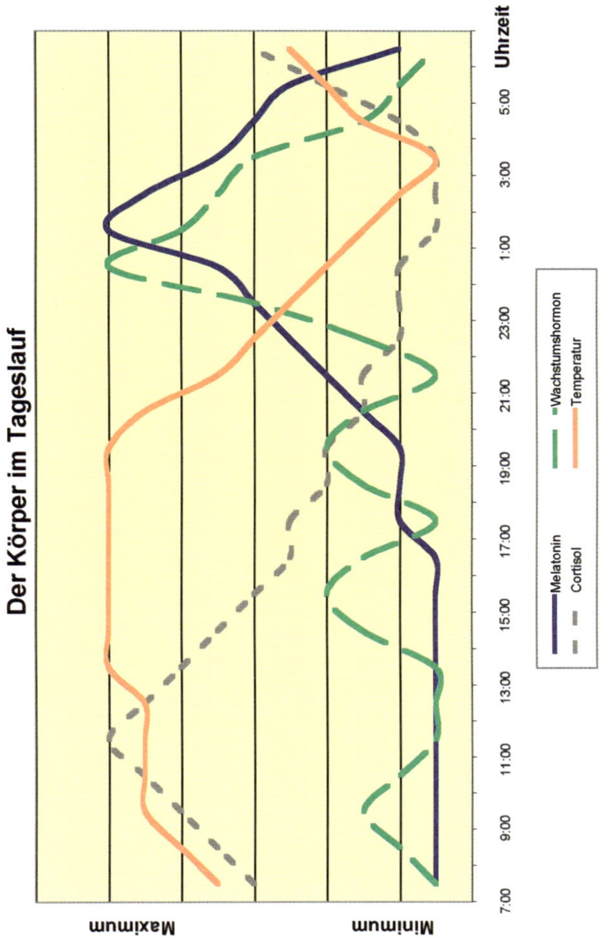
Der Körper im Tageslauf
Maximum
Minimum
7:00
9:00
11:00
13:00
15:00
17:00
19:00
21:00
23:00
1:00
3:00
5:00
Uhrzeit
Melatonin
Wachstumshormon
Cortisol
Temperatur

unser Leistungsvermögen mindert und zum Beispiel eine häufige Ursache für Unfälle in technischen Anlagen und im Straßenverkehr ist.

➤ Wodurch wird unser Schlafbedürfnis gesteuert?

Wann wir müde werden und schließlich einschlafen, wird durch ein komplexes Zusammenspiel verschiedener Vorgänge in unserem Körper gesteuert. Zentral für die Regulierung unseres Schlaf-wach-Rhythmus und vieler weiterer rhythmischer Körpervorgänge ist unsere **innere Uhr**, die täglich aufs Neue durch helles Licht gestellt werden muss. Dies geschieht tief in unserem Gehirn, in einer Ansammlung von Nervenzellen (**Nucleus suprachiasmaticus**), die eine direkte Verbindung zu den Sinneszellen der Netzhaut und den Sehnerven haben. Gelangt helles (Tages-)Licht in unsere Augen, so ist dies das Signal für den Nucleus suprachiasmaticus, die innere Uhr zu stellen und die Produktion des »Schlafhormons« Melatonin in der Zirbeldrüse zu stoppen. Gleichzeitig wird die Ausschüttung des **Wachstumshormons** auf Tagesmaß heruntergefahren, die des Wach-und-Stress-Hormons **Cortisol** angekurbelt und die **Körpertemperatur** erhöht. Andersherum wird bei geringen Lichtstärken die Produktion von Melatonin am Abend erhöht und die der anderen Hormone gegenläufig gesteuert.

An der Steuerung von Schlafen und Wachen ist jedoch noch eine Vielzahl weiterer Faktoren beteiligt. Versuche haben gezeigt, dass im Körper verschiedene Eiweißstoffe hergestellt werden, die das Schlafbedürfnis erhöhen. Einer davon ist **Interleukin 1 (IL 1)**, das vor allem dann vermehrt produziert wird, wenn in unserem Körper eine Infektion tobt. IL 1 spornt das Immunsystem an, die feindlichen Viren oder Bakterien zu beseitigen. Den Begleiteffekt kennt jeder von uns: Haben wir zum Beispiel einen grippalen Infekt, so sind wir vermehrt müde und könnten den ganzen Tag lang nur schlafen. Der Zustand ist vergleichbar mit der abendlichen Müdigkeit: Abends steigt die Interleukinproduktion auch ohne Infektion messbar an.

➤ Produziert der Körper eine Art natürliches Schlafmittel?

Lange Zeit gingen die Schlafforscher davon aus, dass sie irgendwann die Substanz finden würden, die uns zum Einschlafen bringt. Damit hätte vermutlich das ideale Schlafmittel zur Verfügung gestanden – in Tabletten gepresst und gegen Abend eingenommen, könnte jeder gut einschlafen. Doch das bleibt leider Illusion. Heute glaubt niemand mehr, dass es diese Substanz gibt. Man weiß mittlerweile, dass verschiedene Systeme in einem komplizierten Wechselspiel für die Schlafregulation verantwortlich sind: Nervenzentren und Nervenbotenstoffe, Hormone, Immunbotenstoffe sowie äußere Faktoren (z.B. Tageslicht), die als Zeitgeber für die innere Uhr wirken.

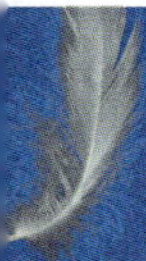

Der Schlaf im Jahreslauf

Dass unser Schlaf-wach-Rhythmus stark vom Tageslicht abhängig ist, hat eine Konsequenz, die viele nicht bedenken: Unsere innere Uhr verlangt im Winter von uns, dass wir länger schlafen als im Sommer. Da die meisten von uns nicht selbst bestimmen können, wann sie aufstehen, gibt es nur eine Möglichkeit, dem vermehrten Schlafbedürfnis nachzukommen – früher ins Bett gehen. Im Frühjahr, wenn wir wieder mehr Licht abbekommen, schlafen wir automatisch wieder weniger. Das führt zu einem relativen (im Gegensatz zum Winter) Schlafmangel, den wir als verstärkte Tagesmüdigkeit wahrnehmen. Hinzu kommt noch die Tatsache, dass die höheren Temperaturen zu einer Erweiterung der Blutgefäße und damit zum Absinken des Blutdrucks führen, was uns ebenfalls schlapper macht. Zusammen machen beide Phänomene das aus, was wir als Frühjahrsmüdigkeit bezeichnen. Doch die schlappe Phase vergeht schnell, da sich der Körper rasch den geänderten Bedingungen anpasst.

Der Lichtmangel in der dunklen Jahreszeit ist auch verantwortlich für die so genannte »Winterdepression«. Bekannt ist das Phänomen bereits seit 2400 Jahren, als griechische Ärzte der hippokratischen Schule den Zusammenhang beschrieben. Wissenschaftlich korrekt untersucht wurde die »Winterdepression« jedoch erst in den achtziger Jahren des 19. Jahrhunderts. Seither nennt man das winterliche Stimmungstief

»saisonal abhängige affektive Störungen« (engl.: Seasonal Affective Disorder, SAD). Die Symptome sind:

- depressive Stimmungslage
- Antriebslosigkeit und mangelnde Initiative
- Angstgefühle
- Rückzug von sozialen Kontakten
- verringerte Libido
- gesteigertes Schlafbedürfnis
- vermehrtes Essen und Gewichtszunahme
- Heißhunger auf Süßigkeiten und Kohlenhydrat reiche Lebensmittel

Um diese saisonal abhängigen affektiven Störungen von einer »normalen« Depression mit anderen Ursachen abzugrenzen, müssen bestimmte Bedingungen erfüllt sein. So muss zum einen ein regelmäßiger zeitlicher Zusammenhang zwischen dem Auftreten der Symptome und einer Jahreszeit erkennbar sein und zum anderen müssen die Symptome ebenfalls zu einer bestimmten Jahreszeit – üblicherweise im Frühjahr – wieder verschwinden.

Was die Behandlung der »Winterdepression« angeht, so kann der Arzt zwar mit oft gutem Erfolg ein Antidepressivum verschreiben. Als ebenso wirksam – und in der Regel völlig frei von Nebenwirkungen – hat sich aber die Therapie mit hellem, weißen Licht (2500 bis 3000 Lux) erwiesen. Die Patienten müssen sich dabei täglich für etwa zwei Stunden in einem Abstand von einem Meter zur Lampe setzen und jede Minute für einige Sekunden in das Licht schauen.

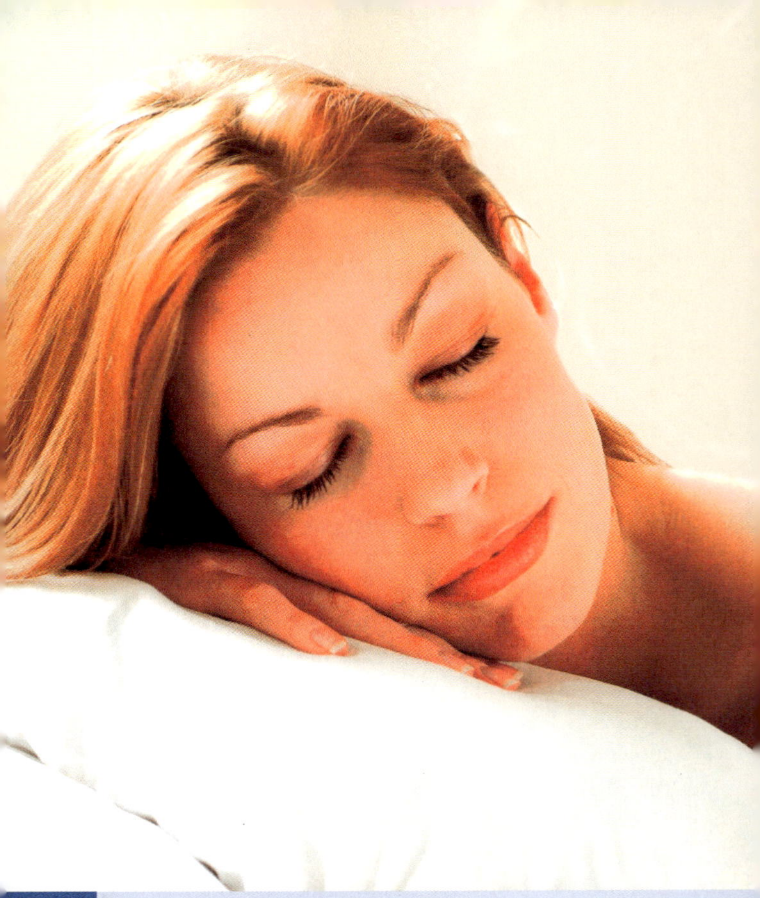

Der persönliche Schlafbedarf

Wie bereits erwähnt, schlafen zwar die meisten Menschen zwischen acht und neun Stunden am Tag. Doch die Bandbreite dessen, was wir subjektiv als ausreichend und erholsam ansehen, variiert sehr stark. Das ist unter »Normalsterblichen« nicht anders als bei bekannten Persönlichkeiten. Von **Leonardo da Vinci, Napoleon Bonaparte**, Salvador Dalí und Thomas Edison beispielsweise ist bekannt, dass sie extrem **wenig Schlaf brauchten** – da Vinci angeblich nur 1,5 Stunden. Von anderen, nicht weniger bekannten oder genialen Menschen weiß man hingegen, dass sie gern sehr lange schliefen – Albert Einstein beispielsweise auch gern bis zu zwölf Stunden.

Die grundlegende Schlafarchitektur ist zwar von ihrer Abfolge her bei allen gesunden Menschen ähnlich, nicht jedoch von der Dauer der einzelnen Phasen. Ob der Schlaf ausreichend und erholsam ist, lässt sich deshalb auch nur an einem Kriterium wirklich messen: dem **eigenen Empfinden**. Nur wenn man den Schlaf subjektiv als nicht erholsam empfindet, ist es sinnvoll, mit objektiven Messmethoden nach den Ursachen zu forschen.

➤ »Morgenmenschen« und »Nachteulen« – eine Frage der Gene?

Ob wir uns relativ problemlos an neue Zeiten zum Ins-Bett-Gehen und Aufstehen gewöhnen (wie es bei den meisten Menschen der Fall ist), ob wir morgens kaum aus dem Bett kommen und erst abends zu Höchstform auflaufen (wie die »Nachteulen«) oder mit dem ersten Hahnenschrei voller Energie aus dem Bett springen, dafür aber abends stets früh zu Bett müssen, und so für andere leicht zur Spaßbremse werden (»Morgenmenschen«), liegt tatsächlich zu einem Gutteil in unseren Genen – wobei allerdings in gewissem Maße auch **Gewohnheiten** eine Rolle spielen können. Es gibt gewiss nicht wenige Ehen, die deshalb zerbrechen, weil der eine Partner ein Morgenmensch, der andere eine Nachteule ist.

Wie sich in so genannten »Bunker-Experimenten« gezeigt hat, pendelt sich der »Normalbürger« ohne äußere Zeitgeber wie Tageslicht, Nachrichtensendungen und soziale Kontakte auf eine Tageslänge von **25,3 Stunden** ein. Die äußeren Zeitgeber aber lassen ihn problemlos mit dem **24-Stunden-Tag** leben. Morgenmenschen haben hingegen den **24-Stunden-Rhythmus** fest eingebaut. Fast unabhängig von äußeren Zeitgebern läuft ihre innere Uhr so genau wie ein moderner Funkwecker. Nachteulen hingegen tragen einen einprogrammierten **26-Stunden-Tag** in sich.

Auch wenn es ja eigentlich heißt »Morgenstund hat Gold im Mund« – ein Spruch, der für **Morgenmenschen** geschaffen zu sein scheint –, haben gerade sie die größten Probleme, wenn sie sich an Schicht- oder Nachtarbeit gewöhnen sollen. Das Gleiche gilt für abendliche Freizeitaktivitäten: Jeden Abend bis zum Nachtprogramm fernzusehen oder in der Diskothek »abzuhotten«, ist einfach nichts für sie. Berufe, in denen

Nachtarbeit gefordert wird, sollten Morgenmenschen deshalb möglichst meiden.

Nachteulen hingegen können es kaum schaffen, bereits morgens um acht im Job volle Leistung zu bringen. Im Sommer, wenn die Sonne bereits früh als starker Zeitgeber fungiert, mag es funktionieren. Im Winter aber hängen diese Menschen morgens prinzipiell durch. Früher ins Bett zu gehen und stundenlang wach zu liegen, bringt gar nichts. Besser ist es da schon, sich einen Beruf zu suchen, der morgens noch keine volle Leistung erfordert, in dem man vielleicht erst um zehn oder elf Uhr anfangen kann oder der vielleicht abendliche Arbeiten erfordert.

Partnerschaft mit Zeitverschiebung?

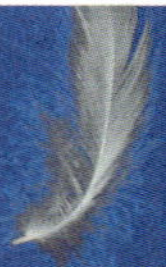

Im Zusammenleben von Morgenmenschen und Nachteulen kommt es oft zu erheblichen Spannungen. Ein wenig aneinander annähern können sie sich zeitlich schon – indem sie gemeinsame tägliche Unternehmungen als Fixpunkte bzw. Zeitgeber installieren und beide hier und da Zugeständnisse machen. Doch nach der gleichen Uhr leben werden sie nie. Vielleicht aber sollte man es auch anders betrachten: Zwar brauchen Partnerschaften natürlich Gemeinsamkeiten; nicht weniger wichtig ist es aber, dass jeder auch zeitweise für sich sein kann. Und in dieser Hinsicht müssten sich Morgenmenschen und Nachteulen optimal arrangieren können.

➤ Brauchen ältere Menschen wirklich weniger Schlaf?

Während der eine Woche alte Säugling noch 16 Stunden des Tages schlafend verbringt – die Hälfte davon im REM-Schlaf –, schläft das zehn Jahre alte Kind nur noch etwa zehn Stunden, drei davon im REM-Schlaf. Beim Erwachsenen, der zwischen sieben und neun Stunden schläft, beträgt der REM-Anteil nur noch etwa zwei Stunden und sinkt jenseits des 50. Lebensjahrs noch weiter. Ebenfalls rückläufig ist der Anteil des Tiefschlafs (Non-REM 3 und 4), sodass er in hohem Alter oft kaum noch nachweisbar ist. Mit anderen Worten: Ältere Menschen haben einen **leichteren Schlaf**.

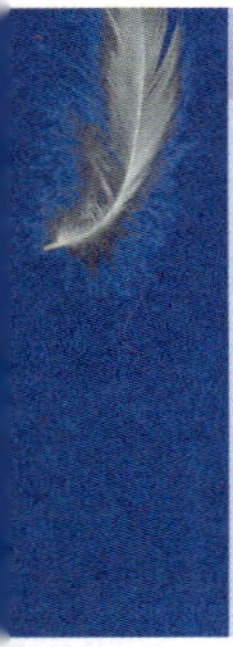

Schlafbedarf im Alter

Auch wenn es vielen Menschen im Rentenalter subjektiv so vorkommt – die reine Schlafzeit nimmt nur bei den wenigsten wirklich ab. Viele ältere Menschen teilen sich ihre gewohnten sieben, acht oder neun Stunden Schlaf nur anders auf, indem sie mittags oder vielleicht auch zu anderen Zeiten ein Nickerchen machen. Zählt man diese Schlafpausen zum Nachtschlaf hinzu, so kommt man bei den meisten auf die gleiche Zeit wie in jüngeren Jahren.

Neben der Schlaftiefe ändert sich noch etwas: die innere Uhr. Der Verlauf der **Körpertemperatur** als Indikator für den Ablauf des Schlaf-wach-Rhythmus bringt es an den Tag:

Liegt das Temperaturminimum beim erwachsenen »Normalschläfer« um drei Uhr nachts, so verschiebt es sich im Alter nach vorn und kann so im Extremfall bereits um Mitternacht auftreten. Die Konsequenz ist, dass viele im Alter zu ausgesprochenen Morgenmenschen werden. Sie werden abends früh müde und morgens entsprechend früher wach. Gegen die abendliche Müdigkeit anzukämpfen, hat keinen Sinn, ebenso wenig natürlich, morgens nach dem Erwachen noch im Bett zu bleiben und auf den Schlaf zu warten. Gesünder ist es, sich seiner inneren Uhr zu beugen und den Lebensrhythmus umzustellen.

➤ Ist der Schlaf vor Mitternacht besonders wichtig?

Ja und nein. Die Uhrzeit an sich hat mit der Schlafqualität herzlich wenig zu tun. Wesentlich ist allein unsere innere Uhr, auf die wir hören müssen. Der »Normalschläfer« hat sein nächtliches Temperaturminimum, wie erwähnt, etwa um drei Uhr morgens. Bei Morgenmenschen liegt es früher, bei Nachteulen später. Das Temperaturminimum aber ist der **Wendepunkt** im hormonellen Gefüge der inneren Uhr. Denn von da an wird die Ausschüttung des »Schlafhormons« Melatonin gebremst, die des »Wachmacher-Hormons« Cortisol hochgefahren. Von diesem Punkt an gibt es keinen Tiefschlaf (Non-REM 3 und 4) mehr.

Der Tiefschlaf aber ist entscheidend für die Schlafqualität – er allein wird nachgeholt, wenn wir mal eine Nacht durchgemacht haben. Tiefschlafphasen kommen jedoch typischerweise nur in der ersten Hälfte des Nachtschlafs vor. Die erste Tiefschlafphase ist dabei ganz besonders wichtig, entscheidet sie doch darüber, wie erholt wir uns am nächsten Tag fühlen und wie effektiv das Immunsystem arbeiten kann.

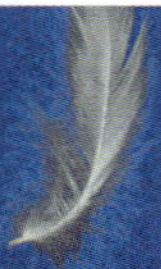

Die optimale Einschlafzeit

Nehmen wir an, Sie gehen um 23 Uhr ins Bett, so werden Sie – sofern Sie schnell einschlafen – etwa eine halbe Stunde später in das Non-REM-Stadium 3 eintauchen und noch vor Mitternacht ins Stadium Non-REM 4. Sie bekommen Ihren Tiefschlaf also noch vor Mitternacht.

Das muss jedoch nicht so sein. Wie bereits erwähnt, ist nur wesentlich, dass die Tiefschlafphase vor dem Temperaturminimum liegt. Ein Non-REM-REM-Zyklus dauert zwischen 80 und 110 Minuten. Die ersten beiden enthalten üblicherweise den Tiefschlaf. Macht also 2,6 bis 3,6 Stunden, die wir vor dem Temperaturminimum schlafen müssen. Wenn wir vom »Normalschläfer« ausgehend drei Uhr ansetzen, so müsste die Einschlafzeit also kurz nach 23 oder 24 Uhr liegen, für Morgenmenschen etwas früher, für Nachteulen später.

Unsere innere Uhr weiß das alles. Deshalb lässt sie uns auch vier bis fünf Stunden vor dem Temperaturminimum müde werden. Wir sollten auf sie hören.

➤ Kann ich testen, wie viel Schlaf ich tatsächlich benötige?

Unter all den zeitlichen Zwängen des Alltags lässt sich die Frage nach dem persönlichen Schlafbedarf nur schlecht klären. In einem längeren **Urlaub** von zwei, besser drei Wochen können Sie jedoch leicht herausfinden, wie viel Schlaf Sie wirklich brauchen. Legen Sie sich in dieser Zeit immer dann schlafen, wenn Sie müde sind, und stehen Sie auf, wenn Sie wach werden. In der zweiten, spätestens der dritten Woche wird sich Ihr Rhythmus so weit normalisiert haben, dass Sie tatsächlich so lange schlafen, wie Sie sollten. Diese Schlafdauer sollten Sie auch in Ihren Alltag einbauen.

➤ Kann ich auf Vorrat schlafen?

Nein, und zwar aus verschiedenen Gründen. Zum einen fällt es sehr schwer einzuschlafen, wenn man früher als üblich ins Bett geht, um für einen anstrengenden Tag »vorzuschlafen«. Zum anderen ist es **gar nicht sinnvoll**, länger als nötig zu schlafen, da zu viel Schlaf – also über das individuell notwendige Maß hinaus – zu einer mehrere Stunden dauernden Mattigkeit und Antriebslosigkeit nach dem Aufstehen führen kann. Auf Vorrat schlafen kann man also nicht. Dass wir dennoch manchmal das Gefühl haben, nach längerem Schlaf mehr Energie zu haben, liegt daran, dass wir dann zumeist ein Schlafdefizit abgebaut und somit unseren eigentlichen Normalzustand erreicht haben.

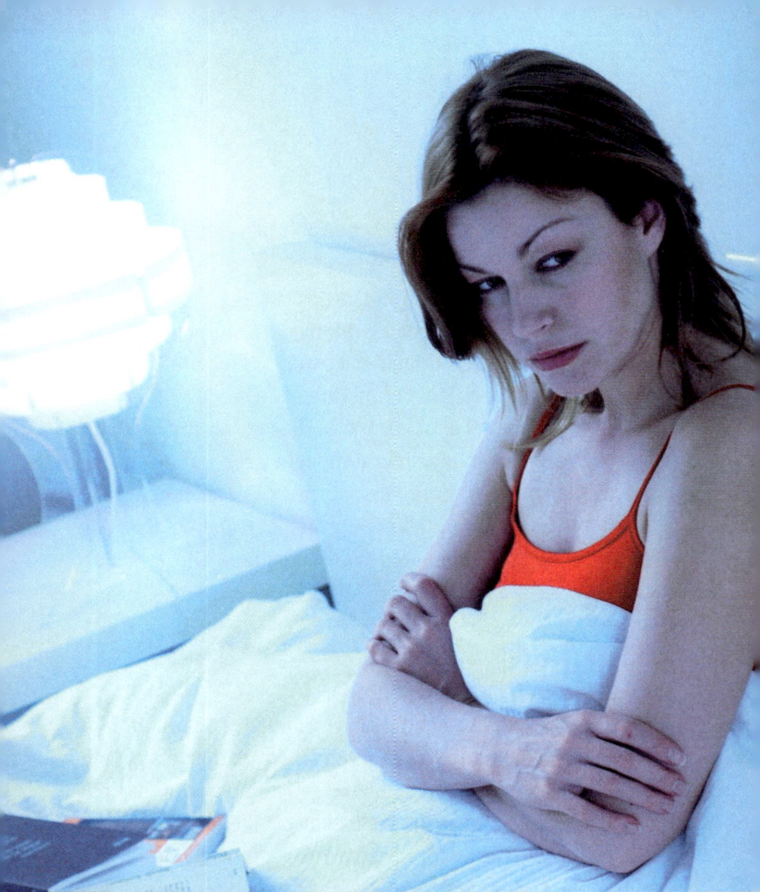

Welche Schlaf-störungen gibt es?

Die Mediziner unterscheiden insgesamt 88 verschiedene Schlafstörungen. Sie lassen sich einteilen in vier große Gruppen:

- **Insomnien:** Ein- und Durchschlafstörungen, die dazu führen, dass die Betroffenen zu wenig schlafen;
- **Hypersomnien:** übermäßige Tagesschläfrigkeit bzw. unerwünschtes Einschlafen zu unpassenden Zeitpunkten;
- **Störungen des Schlaf-wach-Rhythmus:** Schlafen zu Zeiten, die vom normalen Schlafrhythmus abweichen;
- **Parasomnien:** störende Begleiterscheinungen des Nachtschlafs wie Zähneknirschen, Schlafwandeln oder nächtliches Hochschrecken.

➤ Wann sind Einschlafstörungen behandlungsbedürftig?

Wohl jeder kennt das aus eigener Erfahrung: Man liegt abends im Bett und wälzt sich von einer Seite auf die andere. Vielleicht, weil am nächsten Tag ein wichtiger Termin bevorsteht, weil sich Probleme vor einem auftürmen oder weil man schlicht zu spät noch zu viel Kaffee oder schwarzen Tee getrunken hat.

Ist das nur ab und zu der Fall, so besteht kein Grund zur Besorgnis. Den dadurch fehlenden Schlaf holen wir uns einfach am Wochenende wieder. Anders sieht die Sache aus, wenn solche Probleme häufiger auftauchen. Die Weltgesundheitsorganisation (WHO) sieht Einschlafstörungen als behandlungsbedürftig an, wenn sie:

- zu dem zunächst **subjektiven Eindruck** führen, dass eine ernsthafte Einschlafstörung besteht und dass die Schlafqualität beeinträchtigt ist,
- mindestens **dreimal pro Woche** mindestens einen Monat lang auftreten,
- beim Betroffenen dazu führen, dass er sich abends/nachts und am Tage **mit diesem Problem beschäftigt** und sich Sorgen über mögliche negative Folgen macht,
- zu einem **deutlichen Leidensdruck** führen und/oder sich störend auf soziale Kontakte und die beruflichen Leistungen auswirken.

➤ Welche Ursachen haben Ein- und Durchschlafstörungen?

Die Ursachen von Ein- und Durchschlafstörungen – der Mediziner spricht von Insomnie (lat. »somnus« = »Schlaf«) – können sehr vielfältig sein. Häufig sind es »nur« die bereits erwähnten **psychischen Belastungen** (wichtige Termine, das Wälzen von Problemen, also letztlich eine übermäßige geistige Anspannung), die zu einer andauernden Insomnie führen. Auch **ungünstige Verhaltensweisen** (z.B. der späte Kaffee oder eine falsche Schlafhygiene; siehe S. 75) können den Nachtschlaf dauerhaft beeinträchtigen. Ein- und Durchschlafstörungen können aber auch bei ernsthaften Erkrankungen auftreten, etwa bei:

- **Depressionen**, wobei die Betroffenen überwiegend nicht durchschlafen und/oder besonders früh aufwachen;

- **Angsterkrankungen**, bei denen die Betroffenen nachts mit Unruhe, Herzrasen und Atemnot erwachen sowie ähnlichen Symptomen (z.B. Schwitzen, Erstickungsgefühl, Hitzewallungen, Kälteschauer), die auch tagsüber gelegentlich auftreten können;
- **körperlichen Erkrankungen** wie beispielsweise Asthma, Krankheiten des Nervensystems wie Parkinson oder Demenzen (z.B. Alzheimer), Magen-Darm-Erkrankungen, hormonellen Störungen etwa in den Wechseljahren, Herz-Kreislauf-Erkrankungen und vielen anderen;
- **Drogenmissbrauch**, wobei hier sowohl die legale Droge Alkohol als auch illegale Drogen wie Kokain und Aufputschmittel sowie verschiedene Medikamente im Spiel sein können;
- **Missempfindungen** und unwillkürlichen nächtlichen Muskelanspannungen in den Beinen (Restless-legs-Syndrom), die zu Einschlafproblemen und nächtlichem Erwachen führen;
- **Unregelmäßigkeiten der Atemfunktion**, bei denen lautes und unregelmäßiges Schnarchen mit Aussetzern einhergeht, die wiederum zu einem Blutdruckanstieg und kurzem Erwachen führen (Schlafapnoe). Der Betroffene selbst merkt meist nichts davon und wird erst vom Schlafpartner darauf hingewiesen.

Gelingt es, die genannten Gründe zu beseitigen – was natürlich nicht in allen Fällen möglich ist –, so verschwinden im Allgemeinen auch die von ihnen ausgelösten Schlafstörungen.

➤ Warum bin ich tagsüber immer so müde?

Wer eine oder auch mehrere Nächte schlecht bzw. zu kurz geschlafen hat, ist tagsüber verständlicherweise ab und zu müde. Das kennen wir natürlich alle. Und dies ist kein Grund zur Besorgnis. Tritt die **Tagesschläfrigkeit** aber über einen längeren Zeitraum hinweg oder auch periodisch immer wieder auf, so handelt es um eine so genannte Hypersomnie, ein übersteigertes Schlafbedürfnis. Die Betroffenen werden morgens kaum richtig wach und haben speziell bei eintönigen Beschäftigungen, etwa beim Fahren auf der Autobahn, große Probleme, wach zu bleiben.

Dass dies bei der **Arbeit mit Maschinen** oder auch beim Autofahren gefährlich ist, ist für jeden verständlich. Doch auch bei weniger heiklen Tätigkeiten können die Leistungseinbußen zu argen Problemen etwa im Berufsleben führen. Wer oft auf »Sparflamme« läuft und seinen Kollegen damit Mehrarbeit aufbürdet, wird naturgemäß Probleme bekommen.

Ursache können natürlich die zuvor angesprochenen Ein- und Durchschlafstörungen sein. Eine Hypersomnie kann aber auch als Symptom der so genannten »saisonalen affektiven Störungen« (englisch: »Seasonal Affective Disorder«, SAD) **in Herbst und Winter** auftreten, bei verschiedenen Erkrankungen des Gehirns (z.B. Gehirnentzündung) und des Körpers (z.B. Unterfunktion der Schilddrüse, zehrenden Krankheiten wie Krebserkrankungen) sowie bei Störungen des Schlaf-wach-Rhythmus durch Schichtarbeit oder den Zeitzonenwechsel bei Transkontinentalflügen.

Die Schlafapnoe – Gesundheitsgefahr und Ursache ständiger Müdigkeit

Eine ausgesprochen häufige und gefährliche Ursache für ständige Tagesmüdigkeit ist die so genannte **Schlafapnoe**, von der nach Expertenschätzungen ein bis vier Prozent der Erwachsenen mittleren Alters betroffen sind. Die Betroffenen **schnarchen** nachts, wobei der Atem ab und zu für eine Weile aussetzt – laut Definition der Schlafapnoe mindestens 30-mal pro Nacht. Durch das **Aussetzen der Atmung** steigen Blutdruck und Herzfrequenz rapide an, der Betroffene wird kurz wach, atmet weiter und schläft gleich wieder ein. Da bereits mehr als 20 solche Atemaussetzer pro Nacht zu einem deutlichen Anstieg des Risikos für Herz-Kreislauf-Erkrankungen führen, muss die Schlafapnoe unbedingt behandelt werden.

➤ Was versteht man unter »Schlafsucht«?

Die »Schlafsucht« – medizinisch **Narkolepsie** – ist nicht wirklich eine Suchterkrankung. Hauptsymptom der Narkolepsie ist der überwältigende Drang, am Tage auch in völlig unpassenden Situationen für zehn bis 20 Minuten einzunicken, und gehört damit in die Riege der Hypersomnien. Nach einem solchen **Kurzschlaf** wachen die Betroffenen erfrischt wieder auf, werden aber im Laufe der folgenden zwei bis drei Stunden wieder so müde, dass die nächste Schlafattacke fällig wird – und so weiter.

Hinzu kommt, dass Narkoleptiker oft unter so genannten **kataplektischen** Anfällen zu leiden haben. Darunter versteht man das plötzliche und meist kurzzeitige (wenige Sekunden) Erschlaffen von Muskeln, manchmal nur im Kopfbereich, manchmal im gesamten Körper, sodass der Betroffene wie vom Schlag getroffen hinfällt. Dieses Symptom kann selten auftreten – ein paar Mal im Jahr – oder auch mehrfach am Tag.
Typisch für die Narkolepsie ist, dass sich die Einschlaf- bzw. Kataplexie-Attacken ankündigen: durch sehr **lebhafte Sinnestäuschungen**, die sich meist als Traumbilder wie beim Einschlafen zeigen. Typisch ist auch die so genannte Schlaflähmung: Meist während des Einschlafens oder auch direkt nach dem Aufwachen kann sich der Narkoleptiker für einige Sekunden bis Minuten nicht bewegen und auch nicht sprechen. Dabei hat er häufig noch beunruhigende Halluzinationen, was zusammen genommen sehr furchterregend sein und das Gefühl erzeugen kann, lebendig begraben zu werden.
Experten schätzen, dass drei bis fünf pro 10 000 Menschen unter Narkolepsie leiden. Wie eine Narkolepsie genau entsteht, liegt noch weitgehend im Dunkeln. Sicher ist bislang nur, dass die **»Schlafsucht«** auch etwas mit den **Genen** zu tun hat, da Verwandte ersten Grades eines Narkoleptikers achtmal häufiger erkranken als in der Bevölkerung üblich. Zudem tragen 99 Prozent aller Narkoleptiker auf ihren weißen Blutkörperchen eine typische Antigenstruktur (HLA-DR-2-Faktor). Hat der Mediziner bei einer Hypersomnie deshalb den Verdacht, es könne eine Narkolepsie vorliegen, so er-

bringt eine Untersuchung dieses Faktors eine hohe Sicherheit bei der Diagnose: Liegt bei dem Patienten eine andere Antigenstruktur vor, so ist er mit fast hundertprozentiger Sicherheit kein Narkoleptiker. Andersherum allerdings wird kein Schuh daraus: Unter den Nicht-Narkoleptikern besitzen zehn bis 35 Prozent ebenfalls die typische Antigenstruktur.

➤ Leide ich vielleicht unter dem Chronischen Erschöpfungssyndrom?

Beim Chronischen Erschöpfungssyndrom (Chronic Fatigue Syndrome = CFS) handelt es sich um einen Komplex aus vielen verschiedenen Symptomen. Voraussetzung für die Diagnose CFS ist, dass der Patient **mindestens sechs Monate lang** unter einer schweren, stark leistungsmindernden körperlichen und geistigen Erschöpfung leidet. Neben dieser allgemeinen Erschöpfung können typischerweise auch Kopfschmerzen, Halsschmerzen, Muskel- und Gelenkschmerzen, Konzentrations- und Gedächtnisstörungen, Sehstörungen, Ohrgeräusche, Depressionen und viele weitere Symptome auftreten. Die Ursachen des CFS sind derzeit immer noch ungeklärt. Die Hypothesen reichen von **Infektionen** mit Viren oder Pilzen über **hormonelle Effekte** bis zu **Umweltgiften** und **Dauerstress**.
Nach Schätzungen ist in Deutschland etwa eine Million Menschen von CFS betroffen. Überträgt man die Zahlen US-amerikanischer Studien auf deutsche Verhältnisse, so kommt man auf etwa 300 000 Betroffene.

Die Frage, ob jemand tatsächlich unter CFS leidet, lässt sich nur beantworten, indem der Mediziner gewissenhaft alle anderen möglichen Erkrankungen ausschließt, die ähnliche Symptome hervorrufen können. Da die Ursachen der Erkrankung unbekannt sind, fällt eine Behandlung naturgemäß schwer. Gegen die mit CFS einhergehenden Depressionen, Schlafstörungen und Muskelschmerzen können sich Antidepressiva als hilfreich erweisen. Studien haben gezeigt, dass Ausdauersport und manchmal eine Ernährungsumstellung sowie Injektionen mit Magnesium Besserung bringen können. Gesichert ist die positive Wirkung der so genannten **kognitiven Verhaltenstherapie**, sofern sie in spezialisierten Zentren angewandt wird.

➤ Was tun, wenn der Rhythmus durcheinander gerät?

Unser Schlaf-wach-Rhythmus wird ebenso wie andere Körperrhythmen (z.B. die Körpertemperatur) von unserer inneren Uhr gesteuert. Verschiebungen nach hinten oder vorne spielen sich meist im Rahmen des normalen Spektrums ab: Eine Nachteule geht vielleicht um ein Uhr ins Bett und ist um acht wieder fit – bei vielen Bürotätigkeiten kein Problem. Doch vor allem unter Jugendlichen und jungen Erwachsenen nimmt die **Phasenverschiebung** nach hinten manchmal abenteuerliche Ausmaße an: Die Betroffenen schlafen zwischen vier und fünf Uhr morgens ein und sind dementsprechend erst mittags oder gar am Nachmittag fit. Das hat natürlich Konsequenzen, da Schule, Studium oder Berufsausbildung damit nur selten zu vereinbaren sind. Typisch faule Jugend? – Nein, denn sie können meist gar nichts dafür, dass sich der Rhythmus derartig verschoben hat. Diese Schlafstörung vergeht denn auch meist zusammen mit der Jugendzeit. Doch sowohl diese extreme Phasenverschiebung nach hinten als auch die nach vorne – manche Morgenmenschen schlafen bereits zwischen 18 und 20 Uhr ein – lässt sich oft verändern: durch helles Licht. Wer durch seine Schlafrhythmen Probleme in seinem sozialen Umfeld bekommt, kann sich eine **Speziallampe** mit 5000 bis 10000 Lux Lichtstärke besorgen. Der jugendliche Nachtaktive müsste sich bereits morgens eine halbe Stunde lang »die Lampe geben«, jeden Tag ein wenig früher. Der meist ältere »Tagesschau-Verpasser« geht genau gegenläufig vor: ebenfalls eine halbe Stunde Licht am Abend, jeden Tag etwas später.

➤ Schlafprobleme durch Schichtarbeit?

Unsere biologischen Rhythmen sind auf Gleichmäßigkeit ausgelegt. Einzelne Abweichungen wie das ewig lange Gespräch mit einer Freundin oder eine gelegentliche Party »bis in die Puppen« sind kein Problem. So etwas toleriert unsere innere Uhr. Zu großen Problemen kann es aber vor allem dann führen, wenn ein **häufiger Wechsel** zwischen Nacht-, Spät- und Frühschicht stattfindet. Das kann zu Ein- und Durchschlafstörungen mit all ihren Folgeerscheinungen führen.

Es ist in unserer Gesellschaft nicht zu vermeiden, dass manche Menschen dann arbeiten müssen, wenn die innere Uhr eigentlich auf Schlummern geschaltet hat. Und glücklicherweise fallen solche **Rhythmenwechsel** nicht allen Menschen gleich schwer. Wer aber echte gesundheitliche Probleme durch seine Schichtarbeit bekommt, sollte sich tunlichst nach etwas anderem umschauen.
Grundsätzlich ist es so, dass die meisten Menschen es besser vertragen, wenn sie nur für ein oder zwei Tage nachts arbeiten müssen und nicht eine ganze Woche lang. Und wenn ein längerfristiger Rhythmus nicht zu vermeiden ist, so hat sich ein **vorwärts orientierter Rhythmus** immerhin als verträglicher erwiesen: Früh-, Spät-, Nachtschicht.

➤ Was tun, wenn hier Tag, dort Nacht ist?

Wer seinen Urlaub in New York oder Tokio verbringen will, sollte besser ein paar Tage mehr einplanen. Denn direkt nach der Ankunft wird er nur wenig vom Flair »Little Chinas« in Manhattan oder dem Kaiserpalast in Tokio haben – noch laufen seine biologischen Rhythmen nach der mitteleuropäischen Uhr. Denn wenn wir in wenigen Stunden mit dem Flugzeug mehrere **Zeitzonen** Richtung Westen oder Osten überqueren, kann die innere Uhr so rasch nicht umgestellt werden. In New York beginnt der Tag sechs Stunden später als bei uns, in Tokio sechs Stunden früher. Je nachdem, wohin wir reisen, sind wir durch unsere biologische Uhr entweder noch putzmunter, wenn die Einheimischen bereits todmüde in die Betten sinken, oder uns fallen beim Abendessen bereits die Augen zu.

Der Jetlag

Die verzögerte Anpassung der inneren Uhr nach dem schnellen Wechsel in eine andere Zeitzone, den die düsengetriebenen Flugzeuge (»Jets«) ermöglichen, nennt man Jetlag. Um ihn zu überwinden, braucht die innere Uhr ein paar Tage. Man rechnet dabei etwa **einen Tag pro Stunde** Zeitverschiebung. Mit anderen Worten: Nach sechs Tagen tickt Ihre Uhr nach New Yorker oder Tokioter Zeit. Sie können diese Zeitspanne jedoch drastisch verkürzen, indem Sie sich bereits vor dem Flug nach und nach auf die Zeit am Zielort einstellen. Konkret: Wenn Sie gen Westen fliegen werden, gehen Sie jeden Tag ein wenig später schlafen. Geht die Reise nach Osten, entsprechend jeden Tag ein wenig früher. Und am Zielort selbst sollten Sie unbedingt dann aufstehen, wenn dort der Morgen angebrochen ist und gleich so viel Tageslicht tanken wie möglich. Sie wissen ja: Helles (Tages-)Licht ist der wichtigste Zeitgeber für unsere innere Uhr!

➤ Ist Schlafwandeln gefährlich?

Das Schlafwandeln (Somnambulismus) gehört wie das panische Hochschrecken aus dem Schlaf (Pavor nocturnus), das

Einnässen, das Zähneknirschen, das Sprechen im Schlaf und das so genannte Schenck-Syndrom zu den Parasomnien – Störungen also, die nicht den Schlaf direkt betreffen, mit diesem aber verbunden sind.
Während Schlafwandeln und Einnässen fast ausschließlich im Kindesalter auftreten – 15 Prozent aller Fünf- bis Zwölfjährigen schlafwandeln, sieben Prozent aller Siebenjährigen machen mehr als einmal pro Woche ins Bett –, ist das Zähneknirschen vor allem im Erwachsenenalter ausgesprochen häufig: Etwa jeder Fünfte gehört zu den Knirschern.

Schlafwandeln – Legende und Wirklichkeit

Der sicher auf dem Dachfirst balancierende Schlafwandler ist ein reines Märchen. Untersuchungen haben gezeigt, dass Schlafwandler durchaus sich selbst und andere verletzen können, dass sie also keineswegs eine »unbewusste totale Kontrolle« über die Situation haben. Allerdings kommt es selten zu gefährlichen Situationen, da die Gefahren beim Gang zum Kühlschrank oder dem Griff in den Kleiderschrank naturgemäß gering sind. Kompliziertere Handlungen während des Schlafwandelns – z.B. Autofahren oder Kochen – sind nämlich glücklicherweise äußerst selten. Eine Behandlung des Schlafwandelns ist meist nicht nötig, da die Störung in der Regel mit dem Erwachsenwerden verschwindet. Hilfreich kann es aber sein, den Betroffenen mehrmals hintereinander beim Schlafwandeln zu wecken.

Schlafwandler sollten alles vermeiden, was den Tiefschlafanteil erhöht (Schlafmangel, unregelmäßige Schlafzeiten), da das Schlafwandeln stets im Zusammenhang mit dem Tiefschlaf auftaucht. Es ist also nicht etwa das Ausagieren von Träumen während des REM-Schlafs, was man zunächst vermuten würde. Schlafforscher gehen vielmehr davon aus, dass es sich um ein **unvollständiges Erwachen** nach einer Tiefschlafphase handelt, hervorgerufen durch ein nicht voll ausgereiftes Zentralnervensystem des Kindes.
Bei erwachsenen Schlafwandlern sind oft eine Behandlung mit Medikamenten – Mittel, die den Tiefschlafanteil reduzieren – und eine Psychotherapie hilfreich.

➤ Nur Albträume oder eine Schlafstörung?

Wohl jeder ist schon einmal schweißgebadet aus einem Albtraum aufgewacht. Doch im Gegensatz zum panischen Hochschrecken (**Pavor nocturnus**) geschieht dies fast ausschließlich im letzten Drittel der Nacht. Der Pavor nocturnus hingegen ist wie das Schlafwandeln eine Aufwachstörung aus dem Tiefschlaf, findet also nur in der ersten Nachthälfte statt. Zudem kann der von Albträumen Geplagte oft die erschreckende Traumsequenz schildern, der von Pavor nocturnus Betroffene hingegen nicht.
Wer unter Pavor nocturnus leidet, wacht meist mit einem lauten Schrei auf, sitzt dann kerzengrade im Bett und erlebt starke Angstgefühle bis hin zu Panikattacken. Sein Atem ist

beschleunigt, ebenso der Herzschlag (bis zu 160 Schläge pro Minute), die Pupillen sind erweitert, er schwitzt stark und hat eine Gänsehaut. Die Symptome vergehen meist nach wenigen Minuten. Und am nächsten Morgen kann sich der Betroffene nicht mehr daran erinnern.

Das **nächtliche Hochschrecken im Kindesalter** ist harmlos und vergeht wie das Schlafwandeln meist mit dem Erwachsenwerden. Es muss jedoch geklärt werden, ob die Störung möglicherweise auf eine **Epilepsie** oder eine **Schlafapnoe** zurückzuführen ist. Wenn diese Möglichkeiten ausgeschlossen sind, kann man den Pavor nocturnus dadurch behandeln, dass man den Tiefschlafanteil reduziert – durch regelmäßigen ausreichenden Schlaf, einen Mittagsschlaf oder durch Medikamente. Im Erwachsenenalter ist es meist sinnvoll, sich zusätzlich einer Psychotherapie zu unterziehen.

➤ Was tun, wenn das Zähneknirschen zum (Schlaf-)Problem wird?

Von den etwa 20 Prozent Erwachsenen, die häufiger mit den Zähnen knirschen, tun es 63 Prozent nur tagsüber, 16 Prozent nur nachts und 21 Prozent sowohl tags als auch nachts. Der erste Hinweis, dass man zu den Knirschern zählt, kommt oft vom **Bettpartner** – »wenn du mit den Zähnen knirschst, kann ich nicht schlafen« – oder vom **Zahnarzt**: Die Kräfte, die beim Knirschen auf die Zähne wirken, sind bis zu 30-mal höher als beim normalen Kauen. Das macht die Zähne auf

Dauer natürlich kaputt. Doch es gibt einen weiteren Hinweis, den Knirscher oft selbst wahrnehmen: Durch die starke Beanspruchung schmerzen morgens die Kaumuskeln – **Muskelkater** – und/oder der gesamte Kiefer.
Während das Zähneknirschen (Bruxismus) am Tage oft auf übermäßigen Stress zurückzuführen ist, scheint dies beim nächtlichen Knirschen weniger der Fall zu sein. Verantwortlich ist in vielen Fällen vielmehr ein **ungleichmäßiger Biss**.
Um die Störung zu behandeln, muss der Zahnarzt deshalb die Zähne häufig nur so korrigieren, dass sie einen exakten und spannungsfreien Aufbiss ermöglichen. Dies sowie das nächtliche Tragen einer Aufbiss- bzw. Stabilisierungsschiene führen meist zu deutlichen Verbesserungen. Sind auch psychische Spannungen im Spiel, sollte man zusätzlich eine Entspannungsmethode erlernen (z.B. die progressive Muskelrelaxation nach Jacobson, siehe S. 59).

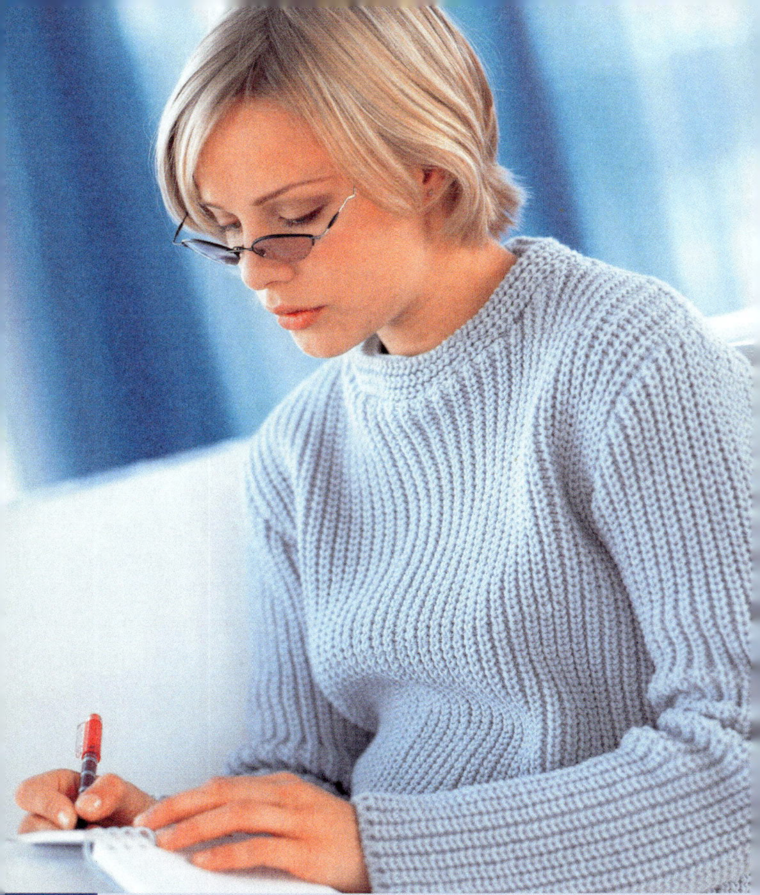

Wie kann der Arzt helfen?

Viele, die beim Arzt über Schlafstörungen klagen, erwarten wohl, dass der Arzt seinen Rezeptblock zückt und etwas gegen die Beschwerden verschreibt. Das aber sollte – wenn überhaupt nötig – erst den vorläufigen Endpunkt der ärztlichen Hilfe nach einer möglichst **detaillierten Diagnosestellung** bilden. Denn zunächst einmal handelt es sich bei der Schilderung des Patienten um einen subjektiven Eindruck, der natürlich ernst zu nehmen ist. Dennoch muss der Mediziner klären, ob es sich nur um eine kurzfristige Störung handelt – zum Beispiel, weil der Patient gerade viel Stress hat – oder um ein länger bestehendes Problem. Dann nämlich muss genau geklärt werden, um welche Art von Schlafstörung es sich handelt und wo die Ursachen liegen.

➤ Welche Informationen braucht der Arzt?

Um dem Arzt dafür mehr als nur eine ungefähre Schilderung zu geben, bietet es sich an, bereits vorher zwei Wochen lang **Schlafprotokoll** zu führen (am Ende dieses Buches abgedruckt). Auf der Basis dieses Protokolls und durch den Ausschluss verschiedener Erkrankungen als mögliche Ursachen kann der Arzt in vielen Fällen bereits eine klare Diagnose stellen und mit der Behandlung beginnen.

Doch es kann auch sein, dass die Diagnose trotz des Protokolls und gründlicher Untersuchung unklar bleibt bzw. dass die Behandlung nicht den gewünschten Erfolg bringt. In solchen Fällen wird der Arzt seinen Patienten wahrscheinlich zu einer gründlicheren Untersuchung an ein **Schlaflabor** überweisen. Hier sind Experten am Werk, die nicht nur über die nötige Ausbildung und Erfahrung, sondern auch über die technische Ausrüstung verfügen, um Ihren Schlafstörungen auf die Spur zu kommen.

➤ Was passiert im Schlaflabor mit mir?

Schlaflabore sind meist Teil so genannter **Schlafmedizinischer Zentren**, die wiederum in der Regel an Kliniken angegliedert sind. Schlafmedizinische Zentren – sie dürfen sich nur dann so nennen, wenn die **Deutsche Gesellschaft für Schlafforschung und Schlafmedizin (DGSM)** sie zertifiziert hat – bestehen aus der Schlafambulanz, in der die Vorgespräche stattfinden, und dem Schlaflabor.

Nachdem die Vorgespräche in der Schlafambulanz ergeben haben, dass Sie tatsächlich ein Fall für das Schlaflabor sind, bekommen Sie einen Termin zur stationären Aufnahme. Stationär deshalb, weil Sie in der Regel für etwa drei bis vier Tage und Nächte im Labor bleiben müssen.

In den Nächten sind Sie in einem so genannten **Ableitzimmer** untergebracht, von denen Schlafmedizinische Zentren meist mehrere besitzen. Es handelt sich dabei immer um Einzelzimmer, da es ja gerade darum geht, den ungestörten »Normalschlaf« zu untersuchen. In diesen Ableitzimmern befinden sich Anschlüsse für verschiedene Messgeräte sowie eine Videokamera, die Ihre nächtlichen Bewegungen aufzeichnet.

Die Geräte dienen dazu,

- die Gehirnströme (EEG, Elektroenzephalogramm),
- die Augenbewegungen (EOG, Elektrookulogramm),
- die Muskelspannung (EMG, Elektromyogramm),
- die Herztätgkeit (EKG, Elektrokardiogramm),
- die Atemfrequenz,
- den Sauerstoffgehalt des Blutes und
- die Position im Bett

zu ermitteln.

All diese Daten fließen im **Technikzimmer** zusammen, in dem nachts jemand die Geräte im Auge behält. Am Tag werden Sie verschiedene Tests machen, mit deren Hilfe Ihre Tagesmüdigkeit ermittelt wird und mögliche andere Ursachen ausgeschlossen werden. All die so gewonnenen Daten werden zu einem Gesamtbild zusammengefügt, das in den allermeisten Fällen eine exakte Diagnose erlaubt.

➤ Welche Medikamente werden verschrieben?

Im Jahre 2002 gaben die Deutschen mehr als 300 Millionen Euro für Schlafmittel aus, davon ein Drittel für solche, die der Arzt verschrieben hatte!

Gegen Ein- und Durchschlafstörungen verordnet der Arzt heutzutage am häufigsten so genannte **Benzodiazepine** mit den Wirkstoffen Brotizolam, Flunitrazepam, Flurazepam, Loprazolam, Lormetazepam, Temazepam, Triazolam und anderen. Diese Substanzen wirken alle schlafanstoßend, angstlösend, muskelentspannend und krampflösend. Benzodiazepine sind damit sowohl **Schlafmittel (Hypnotika)** als auch **Mittel gegen Ängste (Anxiolytika)**.

Entscheidend für die Wirkung ist die Dosis des jeweiligen Stoffes: Als Ein- bzw. Durchschlafhilfe muss sie bei manchen Mitteln höher gewählt werden als bei anderen.

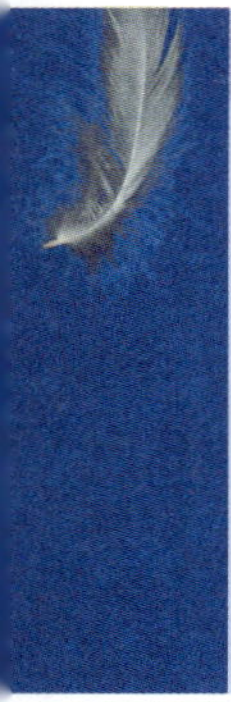

Die Halbwertszeit

Die Wirkstoffe der Benzodiazepine unterscheiden sich vor allem in der so genannten Pharmakokinetik, das heißt darin, wie lange sie im Körper aktiv sind. Angegeben wird dies in der Halbwertszeit, der Zeit also, nach der im Körper nur noch die Hälfte der Dosis wirksam ist. Eine besonders kurze Halbwertszeit besitzt Triazolam: 1,5 bis fünf Stunden. Mit 40 bis 250 Stunden extrem lang ist die Halbwertszeit von Flurazepam. Die übrigen genannten Substanzen liegen irgendwo zwischen diesen Extremwerten.

Es liegt auf der Hand, dass jemand mit Einschlafproblemen meist mit einem kurz wirksamen Mittel gut bedient ist. Wer jedoch unter Durchschlafstörungen leidet, benötigt eher ein Benzodiazepin mit einer längeren Wirkungsdauer. Die Entscheidung, was für den Patienten infrage kommt, muss der Arzt sehr sorgfältig treffen, da das Mittel natürlich seinen Zweck bei möglichst geringen Nebenwirkungen erfüllen soll.

So können kurz wirksame Mittel unter anderem zu innerer Unruhe am Folgetag der Einnahme führen, lang wirksame hingegen zu einem Überhangeffekt mit Tagesmüdigkeit und Beeinträchtigung der Verkehrstauglichkeit.
Zwei neue Substanzen – **Zopiclon** und **Zolpidem** – gehören nicht zu den Benzodiazepinen, haben aber eine ähnlich gute Wirkung gegen Schlafstörungen bei gleichzeitig geringeren Nebenwirkungen. Endgültig lässt sich dies aber noch nicht entscheiden, da die Mittel noch nicht ausreichend lange im Gebrauch sind.
Ältere verschreibungspflichtige Substanzen wie **Barbiturate** und der Wirkstoff **Choralhydrat** spielen nur noch eine untergeordnete Rolle. Die bis in die 60er-Jahre sehr beliebten Barbiturate besitzen nicht nur ein hohes Suchtpotenzial. Eine Überdosierung endete oft tödlich, zum Beispiel für Marilyn Monroe und für viele andere prominente und unbekannte Opfer des Medikamentenmissbrauchs. Ebenfalls ein gefährlicher Klassiker ist Chloralhydrat, das bei relativ geringer Wirksamkeit ebenfalls abhängig machen kann und dessen tödliche Dosis sehr nah an der therapeutisch wirksamen Dosis liegt. Sinnvoll ist der Einsatz von Choralhydrat allerdings gelegentlich bei älteren Menschen, die andere Substanzen weniger gut vertragen.
Unter Umständen wird der Arzt auch andere Mittel einsetzen, bei denen die schlaffördernde Wirkung jedoch eher ein Nebeneffekt ist. Das gilt zum einen für bestimmte **Mittel gegen Depressionen**, zum Beispiel die Antidepressiva Ami-

triptylin, Doxepin, Mianserin, Trazodon und Trimipramin, zum anderen für manche **Medikamente gegen psychische Erkrankungen**, so genannte Neuroleptika wie Chlorprothixen, Melperon, Promethazin und andere.

➤ Können Schlafmittel eine Dauerlösung sein?

Grundsätzlich gilt, dass verschreibungspflichtige Schlafmittel **nicht länger als einige Wochen** eingenommen werden sollten – zum einen wegen der möglichen Nebenwirkungen sowie Wechselwirkungen mit anderen Medikamenten, zum anderen wegen der **Gefahr der Gewöhnung**. Die Gewöhnung kann prinzipiell zwei Formen annehmen. Bei der einen wirkt das Schlafmittel – wir reden jetzt über die meist verordneten Schlafmittel, die Benzodiazepine – in der gleichen Dosierung über Monate gleich gut. Wird das Medikament aber abgesetzt, treten die Schlafstörungen erneut auf, möglicherweise sogar in schlimmerer Form. Folge: Der Patient will das Mittel erneut verschrieben bekommen.

Bei der anderen Form von Gewöhnung tritt der gewünschte Effekt nach längerem Gebrauch nur noch auf, wenn die Dosis langsam gesteigert wird. Auch in diesem Fall kann es beim Absetzen zu **Entzugserscheinungen** in Form von gesteigerter Nervosität und Schlafstörungen kommen. Der Effekt ist in beiden Fällen ähnlich: Man nimmt das Mittel – mit Duldung des Arztes – weiterhin ein, weil es anscheinend die einzige Möglichkeit ist, die Schlafstörungen zu beseitigen. Der Patient befindet sich damit in einem klassischen **Teufelskreis**, der die Einnahme des Schlafmittels im Prinzip bis zum Lebensende fortschreibt.

Hinzu kommt Folgendes: Der Patient, der durch das Schlafmittel endlich wieder richtig schlafen kann, ist meistens nur wenig motiviert, durch eigenes Zutun für einen gesunden Schlaf zu sorgen: Die Pille wirkt doch, warum soll ich dann noch etwas anderes probieren?

Im Normalfall aber soll die Einnahme des Schlafmittels dazu führen, dass wir endlich wieder ausreichend Schlaf bekommen, entspannter werden und nach einer Weile auch ohne Medikament wieder **auf natürliche Weise** müde werden, einschlafen und durchschlafen. Deshalb sollte die Einnahme von Schlafmitteln zeitlich beschränkt sein. Denn das Ziel ist und bleibt der natürliche Schlaf ohne Arzneimittel.

Dennoch gibt es Fälle, in denen es nach Meinung vieler Experten keinen Sinn hat, eine Daueranwendung abzubrechen. Dies ist meist bei älteren Patienten der Fall,

- die bereits seit Jahren oder gar Jahrzehnten Benzodiazepine in gleich bleibender Dosierung einnehmen,
- bei denen gesichert ist, dass die Schlafstörungen keine behandelbaren Ursachen (etwa körperliche Erkrankungen) haben,
- die ohne das Mittel einen starken Leidensdruck haben,
- die mindestens zwei ernsthafte Versuche unternommen haben, das Mittel abzusetzen und die Schlafprobleme auf andere Weise zu lösen.

➤ Kann mir das Hormon Melatonin helfen?

Wie bereits erwähnt, ist das »Schlafhormon« Melatonin entscheidend an der Steuerung des Schlaf-wach-Zyklus beteiligt: Bei Dunkelheit wird die Melatoninproduktion der Zirbeldrüse im Gehirn angekurbelt, durch helles (Tages-)Licht wird sie gestoppt. Es liegt also nahe, dass Melatonin – als Medikament eingesetzt – gegen Schlafstörungen helfen könnte.

In verschiedenen Studien gut dokumentiert ist die schlafregulierende Wirkung nach langen Flugreisen (Jetlag), bei Schichtarbeitern und bei Blinden, deren Tag-Nacht-Rhythmen durcheinander geraten sind. Was den Einsatz als gewöhnliches Schlafmittel angeht, existieren jedoch recht wenige Studien, die zudem nur an sehr kleinen Gruppen vorgenommen wurden und die obendrein zu widersprüchlichen Resultaten führten.

Melatonin im »Feldversuch«

Vor allem in den USA läuft seit Jahren ein groß angelegtes »Experiment« mit Melatonin, das allerdings keinen wissenschaftlichen Kriterien entspricht: Da das Hormon dort frei verkäuflich ist, wird es von Millionen Menschen geschluckt, oft in hohen Dosierungen und über Jahre. Zieht man jene ab, die Melatonin als vermeintliches Anti-Aging-Hormon einnehmen, so gibt es offenbar immer noch genügend Menschen, die von Melatonin als Schlafmittel überzeugt sind – ansonsten würden sie wohl kein Geld dafür ausgeben.

Wenn Melatonin tatsächlich als Schlafmittel infrage kommt, so wohl **ausschließlich gegen Einschlafstörungen.** Der Grund: Melatonin in Tablettenform kann aufgrund seiner kurzen Halbwertszeit von 30 Minuten nur etwa zwei Stunden lang im Körper seine Wirkung zeitigen. Gegen Durchschlafstörungen dürfte es deshalb wenig ausrichten. Doch zurzeit müssen wir uns darum ohnehin keine großen Gedanken machen, da **Melatonin in Deutschland** weder als rezeptpflichtiges noch als frei verkäufliches Medikament zu bekommen ist. Auch der Arzt kann es derzeit also gar nicht verschreiben. Es besteht zwar die Möglichkeit, sich Melatonin per Internet im Ausland zu beschaffen oder es sich aus den USA mitzubringen. Experten warnen jedoch davor. So ist bei Bestellungen über das Internet keineswegs sicher, dass man auch das bekommt, was man bestellt. Zudem sind die möglichen Nebenwirkungen einer dauerhaften Melatonineinnahme auf den Menschen einfach zu wenig erforscht und damit zu riskant.

➤ Wie behandelt man die Schlafapnoe?

Die nächtlichen Atemstillstände der Apnoe bringen erhebliche gesundheitliche Risiken mit sich. Studien haben gezeigt, dass 37 Prozent der Patienten mit einer starken Apnoe innerhalb von acht Jahren nach der Diagnose an Herz-Kreislauf-Komplikationen versterben. Die Schlafapnoe ist deshalb unbedingt ärztlich zu behandeln.

- Viele Patienten mit Schlafapnoe sind übergewichtig. In solchen Fällen hilft es oft bereits, wenn sie **abnehmen**. Der Arzt sollte deshalb mit seinem Patienten ein Programm erarbeiten, bestehend aus Sport und vernünftiger Ernährung, das zu einem angemessenen Gewichtsverlust führt.
- Eine weitere Maßnahme, die zwingend erforderlich ist, ist der **Verzicht auf Schlafmittel und Alkohol**, da diese zu einer Verstärkung der Apnoe führen.

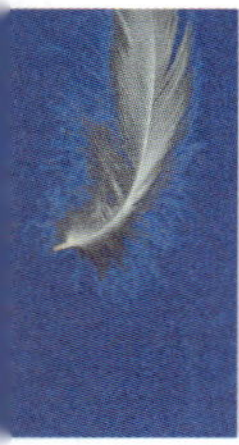

Die wirkliche Ursache muss erkannt werden

Besonders wichtig ist es, dass der Arzt unter bestmöglicher Mithilfe des Patienten die Ursachen der Schlafstörung genau ermittelt. Erkennt er die Apnoe nicht und verordnet nur ein Schlafmittel, so verschlimmert sich die prinzipiell lebensbedrohliche Situation oft nur.

- Oftmals tritt die Apnoe nur in Rückenlage auf, in Seitenlage hingegen nicht. Dann helfen sogar **einfache Methoden** wie das Einnähen eines Tennisballs auf der Rückseite des Schlafanzugs, was den Schläfer immer wieder automatisch in die Seitenlage zwingt.
- Bei leichten bis mittelschweren Fällen des Apnoe-Syndroms kann der Arzt auch mit **Medikamenten** eingreifen, zum Beispiel mit Theophyllin.

- Manchmal wird auch eine **Operation** nötig. Dann nämlich, wenn die Ursache der Apnoe in einer Verkrümmung der Nasenscheidewand, Wucherungen der Nasenschleimhaut, vergrößerten Rachenmandeln oder im schlimmsten Fall Tumoren liegt.
- In schweren Fällen, die sich durch die genannten Verfahren nicht bessern lassen, wird eine so genannte **nasale Überdruckbeatmung** notwendig. Dabei handelt es sich um eine Nasenmaske, die der Patient nachts aufsetzen muss. Ein kleiner Kompressor auf dem Nachttisch bläst Luft mit geringem Überdruck in die Maske. Dies verhindert, dass sich die Atemwege durch ein Erschlaffen der Rachenmuskulatur verschließen. Das Einstellen des individuellen Drucks ist Sache eines Schlaflabors.

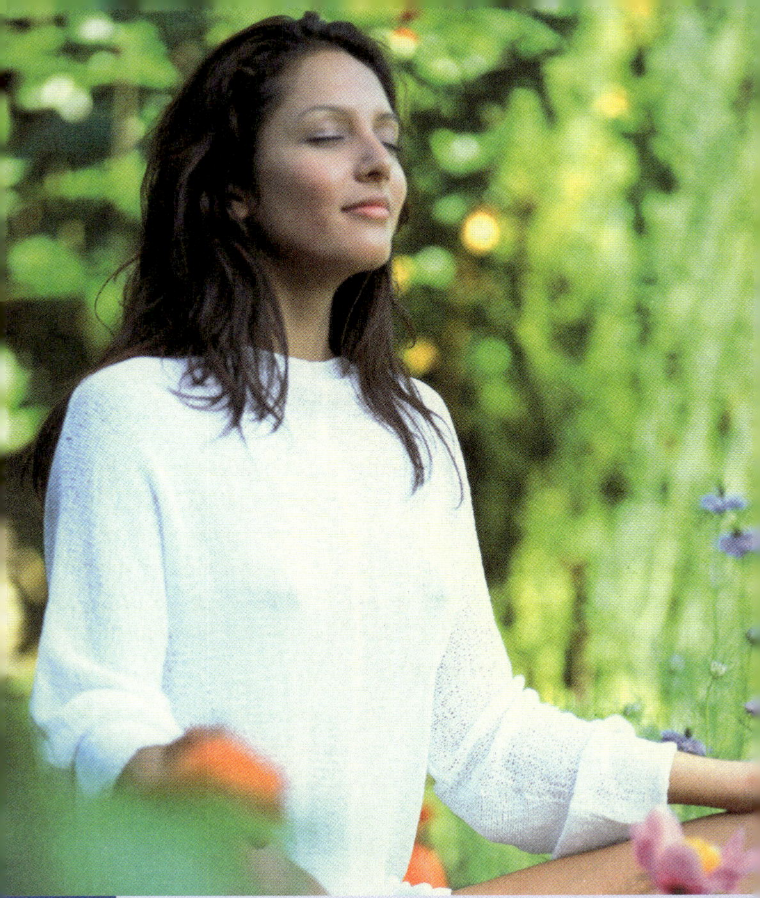

Was kann ich selbst tun?

Es gibt eine breite Palette von Möglichkeiten, wie jeder Einzelne wirksam gegen Schlafstörungen angehen kann. Ein in vielen Fällen ganz wesentlicher Faktor sind die **individuellen Ein- und Vorstellungen** über das Schlafbedürfnis und die Folgen eines Schlafdefizits. So gibt es durchaus Menschen, die mit vermeintlichen Schlafstörungen zum Arzt kommen, bei denen sich aber im Schlaflabor herausstellt, dass sie weder überdurchschnittlich lange zum Einschlafen brauchen noch unter einer gestörten Schlafarchitektur oder zu kurzen Schlafzeiten leiden. In diesen Fällen handelt es sich also um eine **Fehlwahrnehmung** des eigenen Schlafes, die gleichwohl zu subjektiv negativen Folgen führt. Doch muss natürlich hier nur eines beseitigt werden – die Fehlwahrnehmung –, um die (vermeintliche) Schlafstörung zu beheben.

In einer ganzen Reihe von Fällen – der Fachmann spricht von **psychophysiologischen Insomnien** – spielt diese psychische Komponente stark mit hinein. Jeder, der sich schon einmal verzweifelt gewünscht hat, endlich einzuschlafen, weiß, dass das Einschlafen umso schwieriger wird, je mehr man es sich wünscht. Bei Patienten mit psychophysiologischen Insomnien gab es irgendwann einmal eine direkte Ursache für die Schlafstörungen, zum Beispiel eine Zeit besonderer seelischer Belastungen. Während dieser Zeit nun gewann das Thema »Schlaf« – der Wunsch, endlich wieder einmal richtig ausgeschlafen zu sein – so sehr an Bedeutung, dass das Zubettgehen selbst einen so hohen Leistungsdruck erzeugte, dass sich die Schlafstörung verselbstständigte und auch dann erhalten bleibt, wenn die eigentliche Ursache – die Stressphase – längst vergangen ist. In diesem Sinne ist jeder Schlafgestörte gut beraten, sich über den normalen Schlaf zu informieren und so den hohen Erwartungsdruck am Abend zu reduzieren. Als hilfreich können sich hier beispielsweise Entspannungsmethoden (S. 60–63) erweisen.

➤ Worauf sollte ich im Schlafzimmer achten?

Selbst wenn Sie hundemüde sind, werden Sie in einem überhitzten, mit hoher Phonzahl beschallten und von hellen Lichtreflexen durchstrahlten Tanzpalast Probleme beim Einschlafen bekommen. In diesem wenig praxisnahen Beispiel – wer will schon in der Disko schlafen? – sind drei Faktoren angesprochen: Temperatur, Lautstärke und Helligkeit.

Als optimal für einen erholsamen Schlaf gilt gemeinhin eine **Schlafzimmertemperatur** von 16 bis 18 Grad Celsius. Das aber sollte man keineswegs als Gesetz auffassen. Es gibt durchaus Menschen, die bei niedrigeren oder auch bei höheren Temperaturen am besten schlafen. Dies kann sich sogar im Laufe des Lebens verändern, sodass es im Grunde nur eine Möglichkeit gibt, die Optimaltemperatur herauszufinden: ausprobieren.

Was **Geräusche** angeht, so gibt es keine solche Toleranz: Der Schlafraum sollte so ruhig wie möglich sein. Man hört immer wieder von Menschen, die an einer lauten Straße, in der Nähe von Flugplätzen oder neben Bahnstrecken wohnen, dass sie den Lärm gar nicht mehr hörten. Das ist insofern richtig, als sie die Geräuschkulisse nach einer Weile tatsächlich nicht mehr wahrnehmen. Dennoch beeinflussen laute Geräusche den Schlaf negativ, auch dann, wenn sie uns gar nicht bewusst werden. Eine dauerhafte Lärmbelästigung im Schlaf erhöht sogar das Risiko für Herz-Kreislauf-Erkrankungen.

Licht ist ein wichtiger Zeitgeber für den Schlaf-wach-Rhythmus. Um ihn nicht durcheinander zu bringen, sollte der Schlafraum natürlich möglichst dunkel sein. Im Winter ist dies meist kein Problem. Im Sommer hingegen sollte man am besten mit weitgehend lichtdichten Jalousien oder Vorhängen nachhelfen.

Was Sie noch beachten sollten

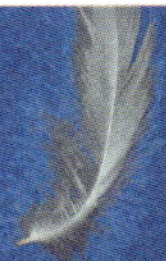

- Die **Luftfeuchtigkeit** im Schlafzimmer sollte optimalerweise bei 50 Prozent liegen. Ein einfaches (geeichtes) Hygrometer kann Ihnen Auskunft geben. Meist – besonders durch das Heizen im Winter – ist die Luftfeuchtigkeit zu niedrig. Blattreiche Zimmerpflanzen oder handelsübliche Luftbefeuchter können hier auf einfache Weise Abhilfe schaffen.
- Auch im Schlaf benötigen Sie **Sauerstoff**. Lüften Sie deshalb das Schlafzimmer vor dem Zubettgehen gründlich durch und lassen Sie das Fenster nach Möglichkeit (nicht bei Lärm von außen, der ist schlimmer!) einen Spalt weit offen.

➤ Können auch ausgeschaltete elektrische Geräte den Schlaf stören – Stichwort »Elektrosmog«?

Die Leitungen von elektrischen Verbrauchern sind auch dann von Strom durchflossen – erzeugen also auch ein elektromagnetisches Feld –, wenn die Geräte ausgeschaltet sind. Hier hilft es nur, den Stecker aus der Steckdose zu ziehen oder für den Stromkreis im Schlafzimmer einen so genannten Netzfreischalter zu installieren (statt der normalen Sicherung), der den Strom automatisch nach einer gewissen Zeit bis auf einen geringen Reststrom ausschaltet. Und für den Radiowecker mit Netzanschluss bietet sich als Alternative ein batteriebetriebenes Gerät an.

➤ Welche Rolle spielt das Bett?

An dem Spruch »wie man sich bettet, so liegt man« ist in Sachen Schlafqualität durchaus etwas dran. Punkt eins, den es bei der Lagerstatt zu beachten gilt, ist die Unterfederung: Optimal ist eine **flexible Latten- oder Leistenunterfederung**, die sich individuell auf das Gewicht und die Proportionen des Schlafenden einstellen lässt. Ziel dieser Einstellungen ist es, dass schwerere Körperteile tiefer einsinken können, um in Seitenlage eine gerade Wirbelsäule und in Rückenlage die Doppel-S-Form der Wirbelsäule zu gewährleisten.
Was die **Matratze** angeht, so scheiden sich die Geister: Manche bevorzugen Federkernmatratzen, anderen sind Latex, Rosshaar, Schaumstoff oder sonstige Materialien lieber. Wichtig

bei allen Matratzentypen ist, dass sie sich wie die Unterfederung dem Körpergewicht und den Proportionen anpassen und dass sie die im Schlaf abgegebene Feuchtigkeit gut transportieren. Sie sollten sich hier im **Fachhandel** ausgiebig beraten lassen und nicht zu sehr auf den Preis schauen. Aus hygienischen Gründen sollte man die Matratze etwa alle zehn Jahre wechseln. Spätestens jedoch dann ist ein Matratzenwechsel fällig, wenn die **Stützeigenschaften** sich verändert haben, sprich, wenn die Matratze »durchgelegen« ist. Fachleute raten Bettpartnern übrigens von einteiligen französischen Betten ab, weil sich die Bewegungen der Schlafenden auf die Matratze übertragen und so den Schlaf des jeweils anderen empfindlich stören und sich nur getrennte Matratzen mit getrennten Unterfederungen individuell auf das Gewicht und die Proportionen einstellen lassen.

➤ Kann ich das Schlafen »lernen«?

Besonders in Kombination mit Entspannungstechniken ist die so genannte **Stimuluskontrolle** eines der effektivsten Verfahren überhaupt. Stimuluskontrolle bedeutet nichts anderes als das Erlernen und Einhalten bestimmter Verhaltensregeln, die das Schlafengehen wieder zu einer angenehmen Sache machen. Wer längere Zeit unter Schlafproblemen gelitten hat, erlebt das Schlafzimmer in der Regel als Ort des Ärgers, Grübelns, der Verzweiflung über die eigene Unfähigkeit, einzuschlafen, kurz: als äußerst unangenehme Umgebung. Die

Stimuluskontrolle soll diese Verbindung zwischen Schlafzimmer/Bett und unangenehmen Erfahrungen auflösen und durch einen angenehmeren Bezug ersetzen: Wenn ich mich ins Bett lege, schlafe ich schnell ein und verbringe eine erholsame Nacht.

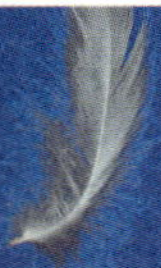

So funktioniert die Stimuluskontrolle

- Gehen Sie nur dann ins Bett, wenn Sie wirklich müde sind und glauben, einschlafen zu können.
- Fernsehen, Lesen, Essen, Arbeiten und andere »schlaffremde« Tätigkeiten sind im Schlafzimmer verboten. Ausnahme: Sex ist erlaubt.
- Wenn Sie nicht einschlafen können, stehen Sie nach etwa 15 Minuten wieder auf und verlassen das Schlafzimmer. Bleiben Sie dann so lange auf, bis Sie sich erneut richtig müde fühlen. Dann wieder hinlegen und den Vorgang so oft wiederholen, bis Sie innerhalb der 15 Minuten eingeschlafen sind.
- Stehen Sie morgens stets zur gleichen Zeit auf, egal wie gut oder schlecht Sie geschlafen haben (auch am Wochenende).
- Tagsüber zu schlafen ist nicht erlaubt. Der so genannte Schlafdruck soll auf den Abend konzentriert werden.
- Halten Sie diese Regeln konsequent ein, auch wenn Sie dadurch für einige Tage oder auch Wochen schlechter schlafen als ohne die Regeln.

Das Verfahren ist so einfach wie effektiv. Man muss sich jedoch klar machen, dass es eine Weile dauert, bis sich die Besserung einstellt. Ungeduld bewirkt nur das Gegenteil.
Eine weitere Möglichkeit, das Schlafen wieder zu erlernen, führt vor allem bei schweren Schlafstörungen zu guten Erfolgen, ist aber ziemlich rigide und meist nur im Urlaub zu realisieren: die **Schlafrestriktion**.

Eine Rosskur gegen Schlafstörungen: die Schlafrestriktion

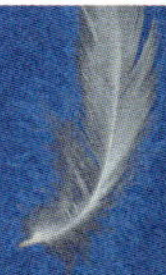

Wer unter schweren Schlafstörungen leidet, verbringt meist wesentlich mehr Zeit im Bett, als er wirklich schläft. Bei der Methode der Schlafrestriktion müssen Sie schätzen, wie viel Zeit sie in den letzten Nächten tatsächlich geschlafen haben. Dies ist nun für mindestens eine Woche die Zeit, die Sie in den nächsten Tagen im Bett verbringen dürfen, mindestens jedoch 4,5 Stunden. Ist die Zeit um, müssen Sie aufstehen, gleichgültig, ob Sie noch müde sind oder nicht. Und: Tagsüber zu schlafen ist verboten.
Während dieser Woche protokollieren Sie genau, wie viel der Zeit Sie tatsächlich geschlafen haben. Haben Sie an mehreren Tagen der Woche mindestens 85 Prozent der Zeit geschlafen, dürfen Sie in der Folgewoche 15 Minuten länger im Bett bleiben. Waren es weniger als 85 Prozent, wird die Zeit für die Folgewoche noch einmal um 15 Minuten verkürzt.

Im Normalfall führt die Schlafrestriktion dazu, dass Sie über mehrere Wochen mehr und mehr Zeit im Bett verbringen und auch entsprechend länger schlafen. Irgendwann ist dann der Zeitpunkt erreicht, an dem Sie bei Ihrer idealen Schlafdauer angelangt sind.

➤ Wie helfen Entspannungsmethoden?

Entspannungstechniken lassen sich ausgesprochen erfolgreich vor allem gegen Einschlafstörungen einsetzen, die mit Stress und innerer Unruhe verbunden sind. Die verschiedenen Verfahren **verringern Anspannungen und Ängste** (z.B. die Angst, wieder nicht einschlafen zu können) und machen weniger anfällig für äußere Störungen, die das Einschlafen verhindern können, etwa Geräusche. **Voraussetzung** für das Funktionieren ist aber, dass **die jeweilige Methode** zunächst **richtig erlernt wird**, bevor man sie speziell zum besseren Einschlafen einsetzt. Optimal ist es, wenn Sie die Methode erst in einem Kurs lernen und sie regelmäßig auch zu Hause üben. Angeboten werden solche Kurse zum Beispiel von Volkshochschulen und einigen Krankenkassen.

➤ Welche Entspannungstechniken sind die wichtigsten?

- Wohl das bekannteste Entspannungsverfahren ist **das autogene Training (AT)**, das von dem Berliner Nervenarzt Johannes Heinrich Schultz (1884–1970) entwickelt wurde. Ziel der Basisübungen des AT ist es, im Normalfall unbewusst gesteuerte Körperfunktionen (Atem- und Herzfrequenz, Muskelspannung, Durchblutung von Händen, Füßen und Stirn) über Selbstsuggestionen – im AT werden sie »Formeln« genannt – bewusst zu steuern. Allein das Beherrschen der Basisübungen führt dazu, dass man sich vor dem Schlafen gut entspannen kann und so leichter in den Schlaf findet. Fortgeschrittene können dann in der zweiten Stufe des AT weitere Suggestionen hinzufügen, mit denen sich ganz gezielt weitergehende Problemfelder beeinflussen lassen, beispielsweise der eigene Umgang mit Stressfaktoren oder auch Ängsten. Doch die Sache hat leider einen Haken: Bis man auch nur die Basisübungen wirklich beherrscht, vergehen meist mehrere Wochen oder Monate. Als schnelle Hilfe taugt das AT daher nicht.

- Relativ rasch hingegen lassen sich gute Wirkungen mit der so genannten **progressiven Muskelrelaxation (PMR)** erzielen. Bei der PMR spannen Sie im Liegen oder entspannten Sitzen nacheinander alle Muskelgruppen des Körpers an, halten die Spannung für etwa zehn Sekunden und entspannen die Muskeln dann wieder. Entscheidend dabei ist, dass Sie genau den Unterschied zwischen Anspannung und Entspannung erfühlen. Dadurch lernen Sie – lernt Ihr Körper – diese beiden Zustände zu unterscheiden, eine Fähigkeit, die vielen von uns im hektischen Alltag verloren gegangen ist. Diese Fähigkeit ist aber von zentraler Bedeutung, wenn es darum geht, Muskelverspannungen zu vermeiden und die psychische Anspannung auf einem Level zu halten, der das Hinübergleiten in den Schlaf ermöglicht.

- An dem gleichen Punkt wie die PMR – dem Wahrnehmen des Unterschieds zwischen An- und Entspannung – setzt das so genannte **Biofeedback** an. Biofeedback ist ein technisches Verfahren, bei dem bestimmte Körperfunktionen – zum Beispiel die Muskelspannung, der Blutdruck, die Hauttemperatur oder die Atemfrequenz – von Sensoren abgenommen und dem Patienten über visuelle (z.B verschieden farbige Lampen) oder auditive (z.B. Pieptöne) Reize rückgemeldet werden. Der Patient kann mittels Feedback etwa lernen, seine Muskelanspannung bewusst zu verringern und sich auf diese Weise insgesamt zu entspannen. Biofeedback-Verfahren haben sich ebenso wie die PMR als sehr erfolgreich bei der Behandlung von Schlafstörungen erwiesen. Das Verfahren hat natürlich den Nachteil, dass man zumindest in der Anfangsphase auf ein technisches Gerät und damit in der Regel auf Arztbesuche angewiesen ist. Man kann sich ein Biofeedback-Gerät im Fachhandel auch selbst kaufen. Ganz billig sind sie jedoch nicht – einfache Geräte kosten ab etwa 300 Euro.

Selbstverständlich kommen auch andere Methoden infrage, die zumindest als Nebeneffekt zu Entspannung und eventuell zur besseren Körperwahrnehmung und zu Einstellungsänderungen führen, wie etwa **Yoga** oder verschiedene

Meditationsmethoden. Auch **einfache Atemübungen** können rasch entspannen und bei regelmäßiger Anwendung die Schlafbereitschaft verbessern.

➤ Brauche ich mehr Bewegung?

Wenn Sie am Tag schwere körperliche Arbeit verrichtet – zum Beispiel Holz gehackt oder den Garten umgegraben – haben, so ist zu erwarten, dass Sie abends müder sein werden und besser ein- und durchschlafen können. Das sagt uns schon der gesunde Menschenverstand. Auch die Tatsache, dass wir im Schlaf unseren Körper regenerieren und zum Beispiel die Energievorräte unserer Muskeln wieder auffüllen müssen, führt zu der Schlussfolgerung, dass körperliche Bewegung zu mehr und besserem Schlaf führt: ein klares Ja auf die Frage.

➤ Welche Bedeutung hat der Sport für die Schlafqualität?

Wissenschaftliche Studien zu diesem Thema kommen je nach Erhebungsmethode und Auswahl der Testpersonen zu unterschiedlichen Ergebnissen. Bei genauerer Betrachtung lassen sich folgende Ergebnisse festhalten:

- **Sportliche Betätigung** – genauer: Ausdauersport wie Walken, Joggen, Fahrrad fahren, Schwimmen – mehrmals die Woche erhöht die Schlafdauer insgesamt und die Tiefschlafdauer, verkürzt die Zeit bis zum Einschlafen, die REM-Schlafzeit und Wachphasen nach Störungen.

- Die **positiven Effekte** regelmäßigen Trainings sind größer bei älteren Menschen und Menschen mit Schlafstörungen.
- Die **Selbsteinschätzung** der Schlafqualität verbessert sich bei zuvor bewegungsarm lebenden Menschen nach etwa 16 Wochen regelmäßigen Trainings deutlich.
- Menschen, die **regelmäßig Sport** treiben, leiden seltener unter Schlafstörungen als Bewegungsmuffel.
- **Ausdauertraining** hat wesentlich bessere Wirkungen als reines Krafttraining.
- **Übermäßiges Training** – das heißt oberhalb des individuellen Limits – verschlechtert den Schlaf.

Was das für die Praxis bedeutet, liegt auf der Hand:

- Wenn Sie bereits unter Schlafstörungen leiden oder ihnen vorbeugen wollen und nicht bereits an mindestens drei Tagen pro Woche für **je eine halbe Stunde** einen Ausdauersport betreiben, sollten Sie schleunigst damit anfangen.
- Sind Sie über 40 Jahre alt, haben Sie Gesundheitsprobleme (abgesehen von den möglichen Schlafstörungen) oder haben Sie lange nicht mehr oder noch nie Sport getrieben, so sollten Sie sich vor Aufnahme einer sportlichen Betätigung unbedingt **ärztlich durchchecken** lassen. Lassen Sie bei dieser Gelegenheit gleich ermitteln (Ergometertest), wo Ihre **optimale Herzfrequenz** beim Training liegt. Diese entspricht am Anfang etwa 60 Prozent Ihrer maximalen Herzfrequenz. Bei regelmäßigem und nicht übermäßigem Training steigt sie binnen einiger Monate auf etwa 85 Prozent der maximalen Herzfrequenz.

- Suchen Sie sich eine **Sportart** aus, **die Ihnen Spaß macht**. Wer starkes Übergewicht hat, sollte nicht joggen, sondern lieber walken, Rad fahren oder schwimmen.
- Ihre **Trainingszeit** sollte an mindestens drei (später auch gern vier oder fünf) Tagen pro Woche jeweils mindestens 30 Minuten betragen.
- Halten Sie Ihre **Herzfrequenz** stets bei Ihrer optimalen Trainingsfrequenz, keinesfalls darüber und möglichst wenig darunter. Ein Zuviel verhindert die positiven Anpassungsreaktionen des Körpers und behindert den Schlaf. Fangen Sie deshalb langsam an, machen Sie anfangs lieber mehr Pausen. Viel hilft eben nicht viel und reduziert obendrein die Motivation weiterzumachen!
- Legen Sie Ihre **Trainingszeiten** auf den späten Nachmittag, keinesfalls in den späten Abend, denn direkt nach dem Training ist der Körper nicht schlafbereit.
- Gestalten Sie Ihr Training **über die Woche regelmäßig** – mal »volle Power«, mal gar nichts bringt nichts.

➤ Wie wichtig ist der Zeitpunkt der letzten Mahlzeit?

Es gibt durchaus Menschen, die nach einer reichhaltigen Mahlzeit am Abend gut und besonders tief schlafen. Doch das ist nicht der Regelfall. Die meisten können nach einer schweren Abendmahlzeit weniger gut schlafen. Den alten Spruch »iss morgens wie ein König, mittags wie ein Edelmann und abends wie ein Bettler« sollten deshalb vor allem

Schlafgestörte beherzigen. Sich mit nagendem Hungergefühl ins Bett zu legen, ist jedoch auch nicht anzuraten, da Hunger das Einschlafen ebenfalls beeinträchtigen kann.
Manche Menschen wachen wenige Stunden nach dem Einschlafen mit Hunger auf und können erst dann wieder einschlafen, wenn sie etwas gegessen haben. In den meisten Fällen handelt es sich dabei um ein **antrainiertes Verhalten**, das sich wieder gibt, wenn man dem Drang zu essen ein paar Nächte nicht nachgibt. Es kann jedoch auch eine Störung des **Zuckerstoffwechsels** dahinter stecken, die der Arzt abklären muss.

➤ Hilft die Sauna gegen Schlafstörungen?

Wer zu den regelmäßigen Saunagängern gehört, weiß um die positiven Wirkungen der Schwitzkur. Saunen

- ist ein effektives und sanftes Training für das Herz-Kreislauf-System,
- reduziert die Anfälligkeit für Infekte,
- führt zu einem hohen Flüssigkeitsverlust (pro Minute 20 bis 30 Gramm), wodurch Schlackenstoffe aus dem Gewebe ausgeschwemmt werden,
- entspannt das Nervensystem und lässt uns zwei bis drei Stunden nach dem letzten Saunagang schlafen wie ein Baby.

Es ist hier natürlich der letzte Punkt, der uns interessiert. Wie kommt diese Wirkung zustande? Unser **vegetatives**

Nervensystem (man spricht auch vom »autonomen Nervensystem«) reguliert unsere Atmung, die Durchblutung, die Verdauung und viele andere Körperfunktionen, ohne dass wir uns bewusst darum kümmern müssten – deshalb der Name »autonom«. Einige dieser Funktionen können wir zwar auch bewusst steuern, zum Beispiel mittels der Suggestionen beim autogenen Training, doch im Normalfall läuft all dies eben völlig automatisch ab.

Das vegetative Nervensystem besteht genau genommen aus drei Nervensystemen, dem so genannten **Parasympathikus**, dem **Sympathikus** und dem **Darmnervensystem**, das uns hier jedoch nicht interessiert. Sympathikus und Parasympathikus ergänzen einander, indem der eine in Bezug auf eine Körperfunktion anregend, der andere auf die gleiche Funktion hemmend wirkt. So erhöht der Sympathikus beispielsweise die Herzfrequenz, während der Parasympathikus sie senkt, je nach Bedarf. Optimal läuft alles, wenn sich die beiden Systeme in schöner Regelmäßigkeit abwechseln, sodass keines auf Dauer überhand nimmt. Stress aber – also auch die Angst, nicht einschlafen zu können – führt zu einem Überwiegen der Aktivität des Sympathikus, was unter anderem verhindert, dass sich die Muskeln vollkommen entspannen.

Dieses Ungleichgewicht vermag die Sauna zu beseitigen. Denn der Wechsel von Überhitzung und Abkühlung des Körpers lässt **Sympathikus und Parasympathikus** in Bezug auf verschiedene Körperfunktionen nacheinander aktiv werden.

Der Parasympathikus fährt während der Hitzephase – also in der Saunakabine – die Schweißsekretion hoch und entspannt die Muskeln, während der Sympathikus die Herzfrequenz erhöht. In der anschließenden Abkühlungsphase drosselt der Parasympathikus die Herzfrequenz, während der Sympathikus die Hautdurchblutung wieder reduziert und die Ausschüttung des Nervenbotenstoffes Adrenalin verringert. Diese abwechselnden Tätigkeiten **harmonisieren die beiden Nervensysteme** wieder miteinander. Zudem kommt es zu einem leichten zeitlich begrenzten »Nachschwingen« des Parasympathikus, was nach zwei bis drei Stunden zu einer wunderbaren Muskelentspannung und der erwünschten Müdigkeit führt.

➤ Wie oft sollte ich in die Sauna gehen?

Optimalerweise sollten Sie – sofern keine gesundheitlichen Gründe dagegensprechen (im Zweifelsfall einfach den Arzt fragen) – an ein oder zwei Tagen pro Woche jeweils zwei oder drei Saunagänge je acht bis 15 Minuten absolvieren. Wichtig dabei ist, dass Sie sich **für Ihre Saunabesuche Zeit lassen**: Inklusive Duschen und Ruhezeiten sollten Sie am besten zwei bis drei Stunden einkalkulieren. Um den Müdigkeitseffekt richtig auszunutzen, müssen Sie natürlich auch an das Timing denken. Wenn Sie um 23 Uhr schlafen gehen wollen, sollten Sie den letzten Saunagang zwischen 20 und 21 Uhr beendet haben.

Die wichtigsten Saunaregeln auf einen Blick

- Vor dem Saunen **duschen** – aus hygienischen Gründen und weil die gereinigte Haut schneller und effektiver schwitzt.
- Falls keine gesundheitlichen Gründe dagegensprechen und Sie es vertragen, gilt die Devise: lieber weiter oben **(heißer)** als unten (kühler) hinsetzen oder -legen.
- Beschränken Sie den **ersten Saunagang** auf acht bis zwölf Minuten. Für die übrigen – nie mehr als insgesamt drei – Gänge gern auch bis 15 Minuten.
- Falls Sie es vorziehen, sich **hinzulegen**, sollten Sie sich für die letzten zwei Minuten des jeweiligen Saunaganges hinsetzen, um den Kreislauf zu stabilisieren.
- Nach jedem Saunagang zunächst zum Abkühlen an die **frische Luft** – nicht zu tief einatmen. Bevor Sie zu frösteln anfangen, unter die Dusche stellen. Erst danach ins Tauchbecken (nicht bei zu hohem Blutdruck!).
- Ein **warmes Fußbad** zwischen den Gängen ist kein Muss, beschleunigt aber die Erweiterung der Blutgefäße.
- Zwischen den Gängen sowie im Anschluss an den letzten Gang für mindestens **15 Minuten hinlegen**. Um ein übermäßiges Auskühlen zu verhindern, am besten zudecken.
- Nach dem letzten Gang den **Flüssigkeitsverlust ausgleichen**. Wenn Sie sich vor und nach dem Saunen wiegen, wissen Sie genau, wie viel Sie »nachtanken« müssen: Gewichtsverlust in Gramm gleich Flüssigkeitsbedarf (Wasser) in Millilitern.

➤ Wie effektiv sind Heilkräuter und rezeptfreie Schlafmittel?

Unter die frei verkäuflichen Schlafmittel fallen zum einen so genannte Antihistaminika (Wirkstoffe: Diphenhydramin, Doxylaminsuccinat), die Aminosäure Tryptophan und eine breite Palette von Kräutern bzw. Auszügen aus diesen (z.B. Baldrian und Hopfen).

Dass **Antihistaminika** ohne Rezept in Apotheken erhältlich sind, sollte nicht darüber hinwegtäuschen, dass diese Mittel erhebliche Neben- und Wechselwirkungen haben können, dass sie nicht grundsätzlich für jeden geeignet und nur für den kurzfristigen Einsatz gedacht sind. Antihistaminika können das Reaktionsvermögen insbesondere in Verbindung mit Alkohol deutlich verschlechtern (Autofahrer vorsicht!), die Wirkung der Antibabypille verringern und bei verschiedenen Grunderkrankungen (z.B. Asthma, grüner Star, Herz-Kreislauf-Erkrankungen) und bei Einnahme diverser Medikamente (z.B. MAO-Hemmer gegen Depressionen oder Mittel gegen Bluthochdruck) zu ernsten Problemen führen. Wer zu Antihistaminika greift, sollte deshalb den Beipackzettel gründlich studieren und besser vorher seinen Arzt fragen.

Die Aminosäure **Tryptophan** ist eine notwendige (essenzielle) Vorläufersubstanz bei der körpereigenen Herstellung des Nervenbotenstoffes Serotonin. Ältere Studien zeigen, dass Tryptophan die Einschlafzeit leicht verkürzen und sich bei chronischen Schlafstörungen als durchaus hilfreich erweisen kann. Inwieweit sich diese Ergebnisse in möglichen weiteren

Studien erhärten, bleibt abzuwarten. Tryptophanpräparate zum Einsatz bei Schlafstörungen – es gibt sowohl rezeptpflichtige als auch frei in Apotheken verkäufliche – dürfen nicht mit bestimmten anderen Medikamenten (z.B. manchen Antidepressiva) gemeinsam eingenommen werden, können verschiedene Nebenwirkungen (etwa Schwindel und Kopfschmerzen) hervorrufen sowie die Reaktionsfähigkeit einschränken (Autofahrer vorsicht!).

Weitestgehend frei von Nebenwirkungen sind verschiedene Kräuter und ihre Extrakte. Am besten untersucht sind bisher die Wirkungen von Auszügen der **Baldrianwurzel** (Valeriana officinalis). In Dosierungen zwischen 400 und 900 Milligramm Baldrianextrakt hat sich gezeigt, dass sich sowohl die Einschlafdauer als auch die Schlafqualität (höherer Tiefschlafanteil, selteneres nächtliches Erwachen) bei leichten bis mittelschweren Schlafstörungen deutlich verbessern.

An Baldrian kann man sich gewöhnen

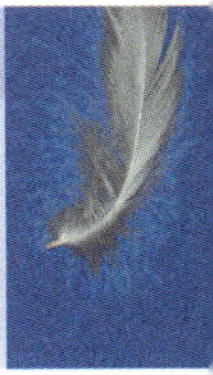

Bei langjährigem Gebrauch hoher Baldriandosierungen ist Vorsicht geboten: Wie beim Dauergebrauch von Benzodiazepinen kann es bei abruptem Absetzen von Baldrianpräparaten zu verstärkten Schlafproblemen kommen.

Sowohl in Fertigteemischungen als auch in Tabletten wird Baldrian oft mit **Hopfen** (Humulus lupulus) gemischt. Belegt

ist, dass Hopfen das Einschlafen beschleunigen kann. Nicht zu empfehlen ist Hopfen jedoch für Schwangere und für Frauen mit östrogenabhängigem Brustkrebs.
Ein weiteres in vielen Teemischungen und Tabletten gegen Schlafstörungen enthaltenes Kraut ist die **Passionsblume** (Passiflora incarnata). Eine schlaffördernde Wirkung konnte für den Menschen bisher nicht wissenschaftlich belegt werden, aber es wurden Tierstudien durchgeführt, deren Ergebnisse dies nahe legen. Zudem ist ein Wirkstoff der Passionsblume, das Chrysin, nachgewiesermaßen auch an Bindungsstellen (Rezeptoren) im Körper wirksam, an denen auch Benzodiazepine wirken. Weil bestimmte Inhaltsstoffe der Pflanze die Tätigkeit der Gebärmutter anregen, ist die Passionsblume nicht für Schwangere geeignet.
Gleichfalls in manchen Mischungen enthalten sind **Melissenblätter** (Melissa officinalis), die eine beruhigende Wirkung entfalten und auch bei Magen-Darm-Beschwerden helfen.

➤ Kein Kaffee und kein Tee mehr?

Kaffee, Tee und Cola enthalten Koffein, das bereits in einer Dosierung von ein bis drei Tassen bzw. Gläsern Müdigkeit vertreibt, das geistige Aufnahmevermögen und die Merk- und Denkfähigkeit verbessert. In hohen Dosen dagegen führt Koffein zu Nervosität und Zittern, unter Umständen auch zu Herzproblemen. **In vernünftigen Grenzen konsumiert**, verursachen Kaffee & Co. bei den meisten Menschen keine Schlaf-

probleme. Nicht wenige reagieren jedoch empfindlich auf Koffein, was dann zu gesteigerter Nervosität und eben auch zu Schlafproblemen führen kann. Das Gleiche gilt für Personen, die auf Dauer täglich größere Mengen an koffeinhaltigen Getränken zu sich nehmen.
Wer unter Schlafstörungen leidet, sollte **grundsätzlich auf die Muntermacher verzichten** bzw. sie versuchsweise zumindest nur noch morgens zu sich nehmen. Das gilt auch dann, wenn der Schlafgestörte früher ohne nachteilige Folgen für den Schlaf auch am späten Abend noch Kaffee oder Tee trinken konnte. Denn mit zunehmendem Alter verändert sich die Schlafarchitektur – der Schlaf wird leichter –, sodass früher tolerierte Koffeindosen nun plötzlich Ein- und Durchschlafprobleme verursachen.

Für manche sinnvoll: der Gute-Nacht-Kaffee

Paradoxerweise erleichtert Kaffee manchen älteren Menschen aber auch das Einschlafen. Warum das so ist, weiß man noch nicht. Doch ist dies auch nicht die Regel, sondern die (seltene) Ausnahme.

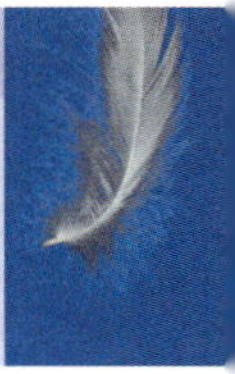

➤ Beeinflusst das Rauchen die Schlafqualität?

Ebenso wie Koffein kann auch Nikotin den Nachtschlaf stören. So leiden starke Raucher denn auch deutlich mehr unter Schlafstörungen als Nichtraucher. Neben vielen anderen guten Gründen mag auch dies Schlafgestörten ein Grund sein, mit dem Rauchen aufzuhören oder den Zigarettenkonsum zumindest deutlich einzuschränken. Direkt nach dem Aufhören, also in der Phase des Entzugs, verschlimmern sich Schlafstörungen zwar meist. Danach aber bessert sich die Schlafqualität oft deutlich.

➤ Nützt ein Glas Wein oder Bier am Abend?

Jeder weiß, dass ein Glas Wein oder Bier am Abend müde machen und die Einschlafzeit verkürzen kann. So ist es auch kein Wunder, dass viele Menschen mit Schlafproblemen Alkohol als Schlafmittel einsetzen: Jeder fünfte Patient einer deutschen Schlafambulanz versuchte zunächst selbst, seine Schlafprobleme auf diese Weise in den Griff zu bekommen.
Doch der Griff zur Flasche ist tückisch. Nicht nur wegen der hohen **Suchtgefahr**, die Alkohol in sich birgt. Alkohol verändert auch die Schlafarchitektur negativ, indem er den REM-Schlaf in der ersten Nachthälfte unterdrückt. Da die Wirkzeit von Alkohol jedoch relativ kurz ist, vergeht dieser Effekt und es kommt in der zweiten Nachthälfte zu vermehrtem REM-Schlaf. Dies bewirkt einen **unruhigeren Schlaf**, eine insgesamt geringere Schlaftiefe und als Konsequenz oftmals verfrühtes Erwachen aus unruhigen Albträumen. Wer unter Schlafstörungen leidet, sollte deshalb besser ganz auf Alkohol verzichten. Versuch macht klug: Probieren Sie es mal zwei Wochen ganz ohne Alkohol.

➤ Was versteht man unter Schlafhygiene?

Der Begriff »Schlafhygiene« meint Verhaltensmaßregeln, die für einen erholsamen Nachtschlaf wichtig sind. Sie sollten diese Regeln unbedingt einhalten, wenn Sie unter Schlafstörungen leiden oder ihnen vorbeugen möchten. In der folgenden Auflistung finden Sie einiges, was Sie bereits an anderen Stellen dieses Buches in jeweils eigenen Kapiteln gelesen haben, noch einmal kompakt zusammengestellt:

Die wichtigsten Tipps für die »Schlafhygiene«

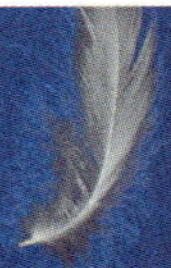

- Machen Sie **tagsüber kein Nickerchen** oder maximal für eine halbe Stunde in der Mittagszeit – nicht später.
- Halten Sie die abendlichen **Zubettgehzeiten und** die morgendlichen **Aufstehzeiten möglichst konstant.** Ausnahmen: Wenn Sie gerade die Stimuluskontrolle oder die Schlafrestriktion durchführen.
- Bleiben Sie **nicht länger im Bett liegen**, wenn Sie ausreichend lange geschlafen haben.
- **Trinken Sie** vor dem Zubettgehen **keine größeren Mengen** Alkohol oder koffeinhaltige Getränke, rauchen Sie nicht oder zumindest nicht viel. Wer unter chronischen Schlafproblemen leidet, sollte auf beides ganz verzichten.
- Treiben Sie **kurz vor dem Schlafengehen keinen Sport** und gehen Sie nicht in die Sauna. Kurz nach Sport und Sauna ist der Körper nicht schlafbereit. Zwei bis drei Stunden vor dem Zubettgehen jedoch ist beides aber sehr empfehlenswert.

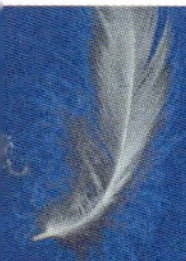

- **Vermeiden Sie** kurz vor dem Zubettgehen aufregende oder die Konzentration **stark fordernde Tätigkeiten** (z.B. aufwühlende Gespräche, spannende Filme).
- In Schlafzimmer und Bett sollten Sie **weder essen noch arbeiten oder fernsehen**.
- Sorgen Sie dafür, dass Ihr **Bett bequem** ist und Matratze und Unterfederung Ihren körperlichen Gegebenheiten angemessen sind. Dazu gehört natürlich auch, dass die Decke groß genug und der Jahreszeit entsprechend warm ist.
- **Lüften Sie das Schlafzimmer ausreichend**, temperieren Sie es richtig, dunkeln Sie es ausreichend ab und sorgen Sie dafür, dass Ihr Nachtschlaf nicht von Geräuschen gestört wird.
- Wenn Sie nachts einmal aufwachen, **schauen Sie nicht auf den Wecker**. Automatisch werden Sie ansonsten nachrechnen, wie lange Sie noch schlafen können. Konsequenz: Bleibt nur noch wenig Zeit, werden Sie kaum noch einmal einschlafen. Und wenn Sie mehrmals zur selben Zeit wach werden und auf den Wecker schauen, programmieren Sie sich darauf, auch in Zukunft um diese Zeit wach zu werden.
- Führen Sie vor dem Schlafengehen stets dieselben Rituale durch. **Einschlafrituale** helfen, Körper und Geist auf den Schlaf einzustellen.
- Wenn Sie doch einmal abends nicht einschlafen können oder nachts wach werden: **Bleiben Sie gelassen**. Wenn Sie jetzt anfangen, sich Sorgen um Ihr Schlafpensum zu machen, verkürzen Sie Ihren Schlaf nur noch mehr. Irgendwann holt sich Ihr Körper den Schlaf, den er benötigt.

➤ Gibt es wirksame Hausmittel?

Die einen schwören auf ein Glas **warme Milch mit Honig**, andere auf **kalte Wadenwickel** oder ein **Lavendelkissen**. Da Schlafstörungen nicht erst seit gestern ein Problem sind und sehr viele Menschen betreffen, ist es nur natürlich, dass es eine Vielzahl an Hausmitteln gibt. Ob sie alle den strengen Kriterien einer wissenschaftlichen Überprüfung standhalten würden, sei dahingestellt. Jedenfalls gibt es in manchen Fällen gute Gründe, warum einige Mittel eine schlaffördernde Wirkung haben könnten: Die **warme Milch mit Honig** könnte die Magennerven beruhigen, der kalte Wickel über Gegenreflexe zu einschläfernden Durchblutungsänderungen führen, die im **Lavendel** enthaltenen ätherischen Öle mit ihrer leicht beruhigenden Wirkung zu einer verbesserten Schlafbereitschaft führen. Wichtig ist einzig und allein: In vielen Fällen funktionieren sie.

Ob dafür nun der berühmte Placeboeffekt verantwortlich ist – der Glaube, dass es wirkt, führt zur Wirkung – oder der Charakter eines **Einschlafrituals**, das stets vor dem Zubettgehen ausgeführt den Geist auf eine erholsame Nacht vorbereitet, ist dabei vollkommen belanglos. Denn wenn die Hausmittel wirken, ist es ja wunderbar. Klappt es hingegen nicht, so haben sie zumindest keine unangenehmen Nebenwirkungen (Ausnahme: bei bestimmten, die jeweiligen Stoffe betreffenden Allergien). Der beste Rat in Bezug auf solch harmlose Mittel: Probieren geht über Studieren. Und: Sie wären nicht der Erste, bei dem es klappt.

Die wichtigsten Hausmittel

- Trinken Sie eine halbe Stunde vor dem Zubettgehen ein Glas **warme Milch** mit einem Löffel Honig.
- Machen Sie eine Stunde vor Ihrer Schlafenszeit ein ansteigendes Fußbad: Stellen Sie Ihre Füße in eine Schüssel mit etwa 34 Grad warmem Wasser. Fügen Sie nun nach und nach sehr heißes Wasser hinzu, bis die Temperatur etwa 20 Minuten später auf circa 40 Grad angestiegen ist.
- Kaufen Sie sich ein kleines Kissen mit getrockneten **Lavendelblüten** (Sie können es natürlich auch selbst herstellen), das Sie neben Ihr Kopfkissen legen, oder träufeln Sie abends zwei, drei Tropfen reines Lavendelöl (z.B. in Apotheken erhältlich) auf Ihr Kissen.
- Probieren Sie einmal die altbewährten **Schlafsocken** aus: Tauchen Sie ein paar dünne Socken in kaltes Wasser, leicht auswringen, anziehen und ein paar trockene Wollsocken darüberziehen. Wenn Sie dann noch nicht schlafen, können Sie die Socken nach 20 Minuten ausziehen.
- Suchen Sie sich eine **Tätigkeit, die Ihnen Spaß macht und die Sie beruhigt** – zum Beispiel Musik hören, einen Roman lesen, Kreuzworträtsel lösen, ein warmes Wannenbad nehmen, Gesicht und Körper eincremen oder Ähnliches. Diese dann jeden Abend zur gleichen Zeit vor dem Schlafengehen ausführen.
- **Massieren Sie Ihre Fußsohlen.** Wirksamer ist es noch, wenn Ihnen Ihr Partner die Füße und/oder den ganzen Körper massiert.

➤ Soll ich mich hypnotisieren lassen?

Die Fachliteratur zum Thema »Hypnose gegen Schlafstörungen« ist leider spärlich. Dennoch gibt es zwei Gründe, warum es plausibel ist, dass eine Hypnosebehandlung wirksam sein kann. Zum einen hat sich das autogene Training als wirkungsvoll erwiesen, das ja wie die Hypnosetherapie auch mit **Suggestionen** arbeitet. Zum anderen werden von Hypnoseärzten und aus kleineren Studien mit wenigen Teilnehmern immer wieder Fälle berichtet, in denen sich Schlafstörungen gut durch Hypnose beeinflussen ließen.
Die Vorstellung, ein mit Hypnose arbeitender Arzt könnte einen zum willenlosen Subjekt machen, ist grundsätzlich falsch, hält sich aber hartnäckig in den Köpfen vieler. Schuld daran sind sicher Filme, in denen hypnotisierte Menschen Gewalttaten begehen. Richtig ist vielmehr, dass niemand unter Hypnose zu etwas gezwungen werden kann, was er moralisch ablehnt.
Während einer Hypnosebehandlung liegt der Patient meist bequem auf einer Couch und fixiert mit den Augen einen beliebigen Gegenstand (z.B. eine Lampe, ein Bild oder auch nur eine Stelle an der Wand). Währenddessen suggeriert der Therapeut mit ruhiger Stimme Befindlichkeiten wie eine ruhige Atmung, schwere Glieder, Ruhe und müde Augen. Hat der Patient einen bestimmten Punkt an Entspannung erreicht – eine mehr oder minder tiefe Trance –, kann der Therapeut Suggestionen in ihm »verankern«, die ihm das abendliche Einschlafen oder das Durchschlafen erleichtern.

Er kann ihm aber auch szenische Bilder suggerieren, die für ihn angenehm sind und ihm das Einschlafen erleichtern.

Beispiel für eine Suggestion in der Hypnosebehandlung

»Sie stehen an einem warmen Sommerabend auf der Veranda eines wunderschönen Hauses. Vor Ihnen führen zehn Stufen in einen Garten voller bezaubernder Düfte und Farben. Mit jeder Stufe, die Sie nun hinunterschreiten, werden Sie ein wenig entspannter und müder. Wenn Sie unten im Garten angekommen sind, besteht Ihr einziger Wunsch darin, sich hinzulegen und umgeben von den wunderschönen Düften und Farben einzuschlafen. Am nächsten Morgen werden Sie dann erholt und voller Energie aufwachen.« Eine solche bildliche Vorstellung kann der Patient dann zu Hause im Bett einfach wieder vor sein geistiges Auge zaubern und wenig später bereits tief und fest schlafen.

Es gibt natürlich viele Varianten, nach denen eine solche Hypnosebehandlung ablaufen kann, aber die zugrunde liegenden Prinzipien sind stets die gleichen.
Eine Hypnosebehandlung kann von der **Krankenkasse** übernommen werden. Doch es empfiehlt sich immer, vorab bei der Kasse nachzufragen, ob der jeweilige Therapeut auf der Liste der abrechnungsfähigen Therapeuten steht, ob die The-

rapie unter den jeweiligen Umständen (z.B. Überweisung durch einen anderen Mediziner) erstattet wird und, wenn ja, in welcher Höhe.

➤ Kann mir die Akupunktur helfen?

Die alte Heilkunst der Chinesen basiert auf Vorstellungen vom menschlichen Körper, die uns modernen und medizinisch mehr oder weniger gebildeten Menschen äußerst fragwürdig vorkommen. In der Akupunktur geht man etwa davon aus, dass der Körper von Bahnen durchzogen ist – der Akupunkteur spricht von so genannten **Meridianen** –, die sämtliche Organe mit der Lebensenergie **Qi** (ausgesprochen: tchi) versorgen. Kommt es auf einem oder mehreren dieser Meridiane zu einem Stau, so werden wir krank – an Körper oder Geist. Mittels an bestimmten auf den Meridianen liegenden Punkten gezielt eingeführten Nadeln will der Akupunkteur die verschiedensten Leiden behandeln können – indem er den Energiefluss wieder in Gang bringt bzw. harmonisiert.
In der westlichen Medizin ist die Akupunktur nach wie vor umstritten. Hauptgrund dafür ist sicher, dass die Meridiane anatomisch nicht aufzufinden sind – sie sind zum Beispiel nicht deckungsgleich mit Nervenbahnen oder ähnlichen Strukturen. Gleichwohl hat sich die Akupunktur auf dem Gebiet der Behandlung von Schmerzen als durchaus wirksam erwiesen. Ob sie aber auch gegen Schlafstörungen helfen kann, ist noch fraglich. Einzelfallberichte sind durchaus

positiv. Doch die Kriterien, nach denen Mediziner eine Methode auf ihre Wirksamkeit hin prüfen, sind erheblich härter. Bis aussagekräftige Ergebnisse aus größer angelegten Studien vorliegen, die auch wissenschaftlichen Kriterien standhalten, sind wir auf Vermutungen bzw. den Glauben an die Aussagekraft von kleineren Studien und Einzelfallberichten angewiesen.
Doch wie dem auch sei: Wer mit allen anderen Methoden zur Beseitigung seiner Schlafprobleme keine Erfolge zu verbuchen hat und wer sich nicht allzu viel um die Meinung der etablierten Medizin schert, sollte ruhig einen Versuch mit der Akupunktur starten. Ob die Krankenkasse die Kosten der Behandlung möglicherweise übernimmt, sollte man jedoch zuvor erfragen.

➤ Wie ist die Do-it-yourself-Variante Akupressur zu bewerten?

Bei der Akupressur werden bestimmte Punkte auf der Haut – sie entsprechen weitgehend den Akupunkturpunkten – durch Druck **mit den Fingerkuppen** statt mit Akupunkturnadeln **stimuliert**. Aus rein wissenschaftlicher Sicht ist diese Methode noch fragwürdiger als die Akupunktur, da es bezüglich der Akupressur gar keine aussagekräftigen Studien gibt. Dafür aber ist die Akupressur auch mit keinerlei Risiken behaftet: Der Druck der Fingerkuppen kann schließlich nicht einmal eine Infektion auslösen, wie es theoretisch bei der Akupunktur der Fall ist. Mit anderen Worten: Gegen die Akupressur als begleitende Behandlung gegen Schlafstörungen ist absolut nichts einzuwenden. Wenn sie funktioniert: wunderbar! Wenn nicht, kann man schließlich jederzeit damit aufhören.

Falls Sie die Akupressur einmal ausprobieren möchten, massieren Sie mit starkem Druck

- den **Akupunkturpunkt an der Innenseite Ihres Unterarms**, in der Mitte direkt am Übergang zwischen Unterarm und Handwurzel, an beiden Armen und/oder
- den **Punkt auf der Fußsohle** zwischen dem Großzehen- und Kleinzehenballen (Sie spüren dort eine Vertiefung).

Druck auf diese beiden Punkte (auf beiden Seiten) wirkt nach chinesischer Auffassung **beruhigend**, sodass ihre Stimulation das Schlafbedürfnis verstärken kann.

Sie können die Akupressur selbst durchführen. Oftmals ist die Wirkung jedoch stärker, wenn jemand anderes dies macht.

Einen Versuch ist es wert!

Testen Sie die Akupressur an diesen Punkten einmal, wenn Sie wenig Stress haben. Sollten Sie feststellen, dass Sie anschließend noch entspannter sind, wäre es sinnvoll, die Akupressur einmal abends vor dem Einschlafen durchzuführen. Es könnte durchaus sein, dass Sie gut darauf reagieren und anschließend schlafen wie ein Baby.

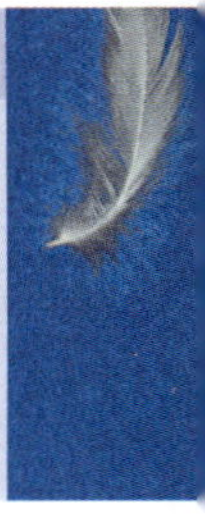

➤ Was tun, wenn Kinder unter Schlafstörungen leiden?

Wenn ein Kind abends nicht einschlafen kann, so hat dies zumeist einen von drei Gründen:

- Es will nicht einschlafen, um nichts zu verpassen, und zögert den Zeitpunkt deshalb mit allen erdenklichen Mitteln hinaus (trödeln beim Umziehen und Zähneputzen, noch etwas trinken müssen, noch eine weitere Gute-Nacht-Geschichte hören wollen etc.);
- es fürchtet sich vor der Dunkelheit und/oder dem Alleinsein;
- das Kind hat zu spät am Tag einen Mittagsschlaf gehalten, sodass der Schlafdruck noch nicht wieder groß genug ist.

Das **Nicht-einschlafen-Wollen** ist ganz normal und tritt im Normalfall im Alter von etwa vier oder fünf Jahren auf. Hier immer wieder nachzugeben, macht keinen Sinn. Kinder brauchen und fordern im Gegenteil mit einem solchen Verhalten auch klare Richtlinien, an denen sie sich orientieren können. Dazu bedarf es dann vonseiten der Eltern einer gehörigen Portion (liebevoller) Konsequenz sowie einer klaren zeitlichen Einteilung des Tages, die für das Kind transparent wird: Nur wenn die Mahlzeiten stets in etwa zu den gleichen Zeiten eingenommen werden und wenn das Zubettgehen für das Kind mit angenehmen Ritualen verbunden wird (z.B. nach dem Abendessen zuerst umziehen und Zähne putzen, dann das Sandmännchen und zum Abschluss eine Gute-Nacht-Geschichte sowie fünf Minuten schmusen im Bett), wird eine solche Phase relativ schnell der Vergangenheit angehören. Das Kind kann sich darauf verlassen, dass der nächste Tag wieder so ablaufen wird und dass die Eltern ihm jeden Tag aufs Neue ihre ganze Liebe und Aufmerksamkeit schenken.

Was die **Furcht vor der Dunkelheit und dem Alleinsein** angeht, so hilft es oft schon, die Tür des Kinderzimmers offen zu lassen und/oder ein Nachtlicht zu installieren. Auch dabei sollten die Eltern ihrem Kind zwar Geborgenheit vermitteln, ihm aber auch klar machen, dass das Zubettgehen zu einer bestimmten Zeit unabdingbar ist.

Solange Kinder ganz offensichtlich einen **Mittagsschlaf** brauchen oder ihn sogar haben wollen, sollten sie ihn auch machen. Wichtig dabei ist aber, dass er nicht zu spät erfolgt und nicht zu lange. Ein Kind, das von 14 bis 16 Uhr geschlafen hat, wird um 19 oder 20 Uhr kaum wieder einen solchen Schlafdruck aufgebaut haben, dass es problemlos und schnell einschläft. Als Konsequenz kann daraus nur folgen, dass man den kindlichen Mittagsschlaf früher beginnen lässt oder – falls das Kind beispielsweise auf einer Autofahrt später einschläft – nicht zu lange schlafen lässt.

Wenn kleine Kinder nachts aufwachen und sich ängstigen – zum Beispiel weil sie einen **Albtraum** hatten –, wollen sie oft zu den Eltern ins Bett. Solange das der Ausnahmefall ist, sollten Sie es geschehen lassen, das Kind in Ihrem Bett zur Ruhe bringen, es dann aber wieder ins Kinderbett zurückbringen – auch dann, wenn es mehrmals in der Nacht passiert. Häufen sich solche Nächte aber über Wochen oder gar

Monate, so sollten Sie versuchen, die Ursachen herauszufinden. In den meisten Fällen stecken kindliche Ängste dahinter, denen wir Erwachsenen den Schrecken nehmen müssen. Es kann auch sinnvoll werden, **Außenstehende um Rat zu bitten** – manchmal sehen Fremde mögliche Ursachen objektiver als die Eltern. Auch der Arzt sollte in solchen Fällen gefragt werden. Denn die Ursache des nächtlichen Erwachens können auch Probleme mit der Atmung sein (z.B. Asthma, Schlafapnoe, vergrößerte Rachenmandeln).

Wie bereits angesprochen, sind **Störungen wie Schlafwandeln und Bettnässen im frühen Kindesalter häufig**. Nur dann, wenn der dadurch fehlende Nachtschlaf die Kinder in ihrer Entwicklung einschränkt und/oder die Belastung für die Eltern zu groß wird, sollte man einen Arzt um Hilfe bitten. Das gilt auch, wenn Kinder mit fünf oder sechs Jahren noch das Bett nässen. Dann muss der Arzt zum Beispiel klären, ob die Störung durch einen Infekt der Harnwege oder Fehlbildungen verursacht wird. Häufiger stecken aber psychische Probleme dahinter, wenn das Bettnässen länger anhält. In solchen Fällen kann es sinnvoll sein, einen Kinderpsychologen zu Rate zu ziehen.

In den meisten Fällen stecken hinter den Schlafproblemen keine ernsten Ursachen. Eltern sollten deshalb zunächst die nahe liegenden Ursachen erkunden und durch konsequentes Handeln auszuschalten suchen. Wichtig ist vor allem eines: Ihr Kind will Sie nicht ärgern. Wenn's mit dem Schlafen nicht klappt, liegt es (fast immer) am Verhalten der Eltern.

Schlafprotokolle – Vorlagen für den Selbsttest

Damit Ihr Arzt – sei es Ihr Hausarzt, ein Schlafmediziner oder auch ein Psychologe – Ihre Schlafstörungen einordnen kann, müssen Sie ihm Informationen an die Hand geben. Sie werden ihm zwar jederzeit eine subjektive Einschätzung geben und ihm beispielsweise sagen können, dass Sie in der vergangenen Woche nachts stets eine ganze Weile wach gelegen haben oder dass Sie morgens immer um 4:30 Uhr aufwachen. Viel mehr aber auch nicht.
Um den Ursachen Ihrer Schlafstörung auf die Spur zu kommen und möglicherweise ganz gezielt etwas dagegen unternehmen zu können, benötigt der Mediziner jedoch mehr Angaben. Genau dafür ist das Schlafprotokoll da.

So führen Sie Ihr Schlafprotokoll

Auf den folgenden Doppelseiten finden Sie eine Tabelle mit den wichtigsten Fragen, aufgeteilt in ein so genanntes **Abend- und Morgenprotokoll für eine Woche**. Dieser Fragebogen ist aus zwei Fragebögen der Deutschen Gesellschaft für Schlafforschung zusammengestellt, um es zum einen für Sie einfacher zu machen und zum anderen an das Buchformat anzupassen. Wenn Sie die Originalfragebögen haben wollen, so können Sie diese auf der Internetseite der Deutschen Gesellschaft für Schlafforschung bekommen.

Kopiervorlagen

Was das praktische Vorgehen angeht, so sollten Sie sich die folgende Doppelseite am besten kopieren (möglichst mehrfach), mit den Daten versehen (Woche vom … bis zum …) und gewissenhaft optimalerweise über mehrere Wochen abends vor dem Lichtlöschen und morgens gleich nach dem Aufstehen ausfüllen. Keine Angst, Sie werden dafür nicht mehr als jeweils fünf Minuten investieren müssen. Doch die Zeitinvestition lohnt sich, da Ihr Arzt dadurch wesentliche Informationen bekommt, um Ihnen zu helfen.

Fragen zur Befindlichkeit

Einige der Fragen betreffen Ihre Befindlichkeit (z.B. Ihre Stimmung), andere klare Fakten (z.B. »Wann sind Sie zu Bett gegangen?« oder »Wann sind Sie aufgestanden?«). Doch im Protokoll stecken auch Fragen, die Sie nicht wirklich genau beantworten können und sollen. Das klingt zunächst merkwürdig, oder?

Doch die Erklärung ist ganz einfach. Nehmen wir einmal die Frage: »Wie lange hat es gedauert, bis Sie nach dem Lichtlöschen eingeschlafen sind?« Wollten Sie es ganz genau machen, müssten Sie also mit der Uhr (mit Leuchtziffern oder Hintergrundbeleuchtung) im Bett liegen und die Minuten zählen. Meinen Sie, dass Sie dabei einschlafen könnten? Ich könnte es nicht.

Das Gleiche gilt natürlich für nächtliche Wachperioden. Solche Angaben (im Protokoll mit dem Vermerk »subjektives Zeitempfinden« versehen) sollten Sie deshalb einfach schätzen, ganz nach Ihrem persönlichen Empfinden. Anders geht es nicht, denn sonst würde das Schlafprotokoll zu einem Schlafverhinderungsprotokoll!

Ehrlichkeit und Genauigkeit lohnen sich

Seien Sie genau, wo Sie genau sein können. Lassen Sie aber bei den subjektiven Zeitangaben Fünfe gerade sein. Und noch ein kurzer Hinweis: Wo Sie in der Frage eine Skala etwa der Art »1 = sehr gut – 6 = sehr schlecht« finden, ist damit eine Skala von 1 bis 6 gemeint. Sie könnten sich also beispielsweise auch neutral fühlen (= 3) oder ziemlich mies, aber nicht ganz schlecht (= 5) – so ähnlich wie bei Schulnoten.

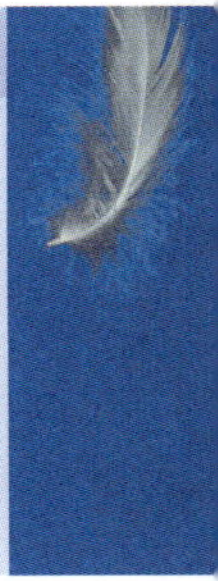

Schlafprotokoll von (Name)
Abendprotokoll (vor dem Lichtlöschen)
Wie fühlen Sie sich jetzt? (1= sehr gut – 6 = sehr schlecht)
Wie war Ihre heutige Leistungsfähigkeit? (1= sehr gut – 6 = sehr schlecht)
Hatten Sie heute außergewöhnliche Belastungen? (körperlich = 1; geistig = 2; seelisch = 3)
Haben Sie tagsüber geschlafen? Wann und wie lange? (Uhrzeit/Dauer in Min.)
Haben Sie in den letzten vier Stunden Alkohol getrunken? (Art des Getränks/Menge)
Haben Sie in den letzten vier Stunden koffeinhaltige Getränke getrunken, z.B. Kaffee, schwarzen Tee, Cola? (Art/Menge)
Haben Sie heute Zigaretten, Zigarren oder Pfeife geraucht? (Art und Menge/Anzahl)
Wie frisch bzw. müde fühlen Sie sich jetzt? (1 = sehr frisch – 6 = sehr müde)
Wann sind Sie zu Bett gegangen?

Woche vom **bis zum**

	Mo	Di	Mi	Do	Fr	Sa	So

Schlafprotokoll von (Name)

Morgenprotokoll (nach dem Aufstehen)

Wie frisch bzw. müde fühlen Sie sich jetzt?
(1 = sehr frisch – 6 = sehr müde)

Wie ist Ihre Stimmung?
(1 = sehr gut – 6 = sehr schlecht)

Wenn Sie schlecht geschlafen haben, war es eher angenehm (1), neutral (2) oder unangenehm (3)?

Wann haben Sie gestern das Licht ausgemacht?

Wie lange hat es danach gedauert, bis Sie eingeschlafen sind (subjektives Zeitempfinden in Minuten)?

Waren Sie nachts wach? Wenn ja, wie oft und wie lange insgesamt? (z.B. 2 x, 30 Minuten)

Wann sind Sie endgültig aufgewacht?

Wie lange haben Sie insgesamt geschlafen (in Stunden und Minuten)?

Wann sind Sie wirklich aufgestanden?

Haben Sie gestern Medikamente eingenommen (auch frei verkäufliche)? (Art, Menge und Einnahmezeit)

Woche vom **bis zum**

	Mo	Di	Mi	Do	Fr	Sa	So

Literaturliste

American Psychiatric Association: Diagnostic and statistical manual of mental disorders, DSM-IV-TR, 4. Aufl., American Psychiatric Association, Washington, D.C. 2000

Dreßing, H. & Riemann, D.: Diagnostik und Therapie von Schlafstörungen. Fischer, Stuttgart [u.a.] 1994

Fischer, J. & Deutsche Gesellschaft für Schlafforschung und Schlafmedizin: Nicht-erholsamer Schlaf: Leitlinie »S2« der Deutschen Gesellschaft für Schlafforschung und Schlafmedizin (DGSM) Blackwell, Berlin u.a. 2002

Hildebrandt, G., Moser, M., & Lehofer, M.: Chronobiologie und Chronomedizin. Biologische Rhythmen, medizinische Konsequenzen. Hippokrates, Stuttgart 1998

Meier-Koll, A.: Chronobiologie: Zeitstrukturen des Lebens., Orig.-Ausg., Beck, München 1995

Stampi, C.: Why we nap – evolution, chronobiology, and functions of polyphasic and ultrashort sleep. Birkhäuser, Boston 1992

Zulley, J. & Deutsche Gesellschaft für Schlafforschung und Schlafmedizin: Chronobiologische Grundlagen der Schlafmedizin. Blackwell-Wiss.-Verl.-Ges., Wien 1995

Register

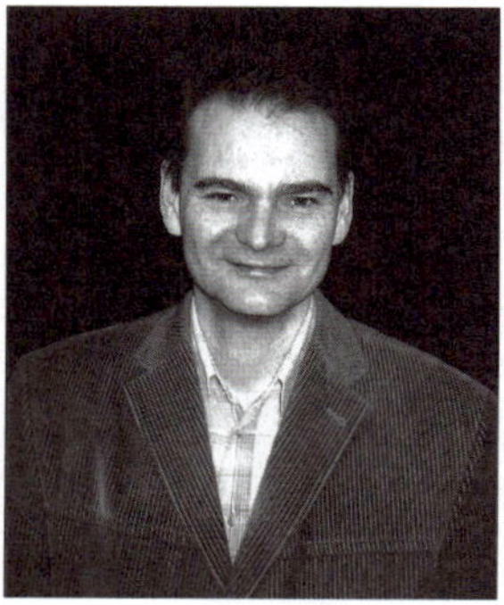

Bernd Neumann

Nach dem Studium der Sinologie, Sprachwissenschaften und Philosophie in Hamburg schlug Bernd Neumann (Jahrgang 1957) die klassische Journalistenlaufbahn mit Stationen bei einschlägigen Verlagen ein.
Er leitete lange Jahre das Ressort Medizin der Zeitschrift »FIT FOR FUN« und arbeitet heute als freier Medizin- und Wissenschaftsjournalist für namhafte deutsche Illustrierte und Buchverlage.
Bernd Neumann ist Mitglied im renommierten »Kollegium der Medizinjournalisten« und hat bereits zahlreiche Ratgeber zu den Themen Gesundheit, Fitness und Wellness veröffentlicht.